KB134401

미국 의사를 꿈꿔라

미국 의사를 꿈꿔라

펴   냄   2016년 4월 1일 1판 1쇄 박음 / 2018년 12월 3일 1판 2쇄 펴냄
지 은 이   이지원
펴 낸 이   김철종
펴 낸 곳   ㈜한언
등록번호   제1-128호 / 등록일자 1983. 9. 30
주   소   서울시 종로구 삼일대로 453(경운동) KAFFE 빌딩 2층(우 110-310)
             TEL. 02-723-3114(대) / FAX. 02-701-4449
책임편집   장웅진
홈페이지   www.haneon.com
e - m a i l   haneon@haneon.com
I S B N   978-89-5596-750-0   03510

이 도서의 국립중앙도서관 출판예정도서목록(CIP)은
서지정보유통지원시스템 홈페이지(http://seoji.nl.go.kr)와
국가자료공동목록시스템(http://www.nl.go.kr/kolisnet)에서 이용하실 수 있습니다.
(CIP제어번호: CIP2016003312)

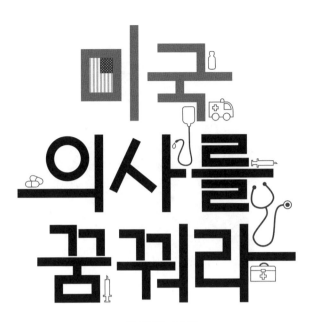

미국 의사를 꿈꿔라

이지원 지음

한그

의료대학원 진학을 꿈꾸는 이들에게

나는 한국 사람들이 좋아하는 '최연소'라든가 '전체 수석', 혹은 '한국인 최초', '여성 최초' 같은 수식어가 없는 사람이다. 어릴 때 영재라는 소리를 들어본 적 없는 평범한 소녀였다. 유학 이후 고학을 한 것도 아니고, 그렇다고 무에서 유를 창조하듯 미국의 의료 분야에서 신화적인 업적을 이룬 것도 아니다. 그저 만 열여섯 살이라는 어중간한 나이에 미국으로 건너 갔던, 그 당시 무려 7만여 명에 이르렀다는 흔한 한국 유학생 중에 하나일 뿐이다.

이 때문에 처음엔 책 쓰기를 망설였다. 이후 책을 내기로 결심하고서도 뻔한 유학 수기를 쓰지는 말자고 결심했다. 나는 15년간 미국에서 유학하는 동안 단 한 번도 유학원의 도움을 받지 않았다. 이 과정에서 직접 부딪히고 넘어지고 다시 일어나면서 대학교, 석사 프로그램,

치과대학원, 일반 수련의, 전문의 과정 등을 밟았다. 그리고 한국 국적을 가진 외국 학생의 신분으로 미국 의료계에서 다양한 입학시험을 거쳤다. 이로 인해 미국 내에서 미국인들보다도 많은 의료대학원 입시 노하우를 얻은 사람이라고 자부한다.

친구나 후배 들에게 미국 의료대학원 입시에 대한 조언을 해주면서도 느낀 것이 많았다. 실제로 미국 의료대학원의 입시가 의외로 한국 입시에 비해 어렵지 않은데, 많은 학생들이 이런 정보를 알지 못해 도전조차 두려워한다는 점이다. 미국 MBA나 로스쿨에 비해 미국 의료계 전문직에 관한 책들을 한국 안에서는 찾기 힘들다는 점도 안타까웠다. 의료대학원에 지원할 때는 대학교에서 대학원을 준비하는 과정과 입시의 중요한 점들이 어느 과를 지원하는 경우에든 사실상 대동소이하다. 이 때문에 내가 느꼈던 경험과 여러 동료들을 통해 얻었던 정보들을 보다 체계적으로 정리해서 미국 의사를 꿈꾸는 이들에게 전해 주고 싶었다.

아무것도 모른 채 미국으로 향했던 경주 소녀가 한국 국적으로 '세계 최고의 도시'라는 뉴욕에서 치과의사 라이센스를 받기까지, 온갖 시행착오와 좌절 그리고 그 과정에서 터득했던 노하우까지 이 책에 담았다. 아울러 다양한 의료계 학교를 졸업한 주변 친구들의 경험과 의견도 자세하고 솔직하게 풀어냈다.

이 책 한 권이 미국의 의료대학원 진학을 꿈꾸는 이들의 갈증을 완벽하게 해소시켜 줄 순 없겠지만, 평범한 대한민국 유학생이었던 나의 경험을 토대로 미국 의료대학원에 대한 정보와 입시에서 필요한 노하우를 확보할 수 있을 것이라고 생각한다. 그러니까 이 책 한 권을 가이드북으로 삼고 미국 의사가 되는 길에 도전해 본다면, 당신은 이러한 정보조차 없었던 필자 본인보다는 이미 한발 앞서 시작하는 셈이다.

모쪼록 유학을 꿈꾸는 어린 학생들과 새로운 진로를 설계하고자 하는 대한민국의 젊은이들 모두에게 유용한 정보가 널리 전해졌으면 한다. 그럼으로써 그들 모두 미국 사회에 진출하는 꿈을 이루기를 바란다. 기회의 나라인 미국에서 그 누구나 맨해튼, 혹은 베벌리힐스의 의사가 될 수 있다고 필자는 감히 장담한다.

차례

Ⅸ. 치과대학원 에피소드

Ⅹ. 뉴욕 종합병원 인턴

뉴욕의 새벽 무렵

"삐삐~삐삐삐삐~삐삐~"

머리를 지끈거리게 하는 요란한 삐삐 소리에 잠이 깬 건 새벽 3시가 조금 넘어서였다. 낮 동안엔 정신없는 기계음으로 가득한 맨해튼도 숨을 죽이는 고요한 시간이다. 이미 2시간 전 입원 병동에서 왔던 호출 때문에 선잠을 자고 있던 터라 비몽사몽간에 주섬주섬 안경을 끼고 번호를 확인했다.

'43611'

그럼 그렇지. 응급실 번호다.

'혹시 전화상으로 처방만 해도 되지 않을까?'

그런 헛된 기대를 하며 응급실 의사와 전화 연결을 해본다. 하지만 의사는 도무지 환자 상태를 파악하기 힘들다며, 직접 와줄 수 있냐고 물어본다. 나는 애써 경쾌한 목소리를 내며 대답한다.

"Sure, be there in 5!(5분 안에 갈게요!)"

전화를 끊은 뒤, 서둘러 수술복과 가운을 챙겨 입고 병원 신분증을 목에 건다. 하필 오늘은 아침 7시 30분부터 구강 외과 병례 검토회(oral surgery grand rounds, 레지던트들이 수술 케이스를 발표하는 모임)가 있는 금요일이다. 환자를 돌보는 일이 길어지거나 또 다른 호출을 받는다면 밤을 꼴딱 새고 바로 출근을 해야 할 판이다.

옷깃을 동여매고 낡은 레지던트 기숙사 아파트를 나와 96번 가와 매디슨 에비뉴에 있는 신호등 옆에서 파란불로 바뀌기를 기다린다. 유난히 눈이 많이 내린 올해 겨울, 소복이 쌓인 눈 위로 가로등 불빛이 쏟아져 사방은 파랗게 보였다. 시간이 멈춰버린 듯한 고요함마저 더해져 순간 상념에 빠져들었다.

'나는 지금 뉴욕 맨해튼에 살고 있다.'

'나는 지금 뉴욕에서 치과의사로 일하고 있다.'

'어릴 적에는 서울에서 한번 살아보는 것이 소원이던 시골뜨기가, 지금 이 시간 종합병원 응급실에서 가장 절실하게 찾고 있는 닥터 리다!'

힘들 때마다 스며 드는 이 벅찬 감격에 다시 한 번 주위를 둘러본다. 저기 다섯 블록 너머로 마운트 시나이Mount Sinai 종합병원의 응급실 간판이 환하게 보인다. 1월의 매서운 칼바람조차 상쾌하게 느껴지는 청명한 뉴욕의 새벽 3시다.

Ⅰ. 미국 의사가 된 세 사람의 이야기

(코니 박, 김용, 안재준)

당신은 미국 의사가 되기 위한
변화를 즐길 준비가 되었나요? _코니 박

안녕하세요. 저는 코니 박Kony Park이라고 해요. 현재 의료계에 종사하고 있습니다. 하지만 대부분의 의료계 종사자들과는 상황이 조금 달라요. 미군에서 치과의사로 근무하거든요. 다시 말해 저는 미합중국의 국방을 위해 애쓰는 군인들을 따라 여러 나라들을 돌면서 일하고 있습니다. 지금부터 제 이야기를 들려드리겠습니다. 대단한 이야기는 아닙니다. 단지 여러분에게 '미국 의사'라는 꿈을 실현하려는 용기를 갖게 해주려는 거예요.

저는 한국에서 태어났습니다. 태어난 지 몇 달 후 캘리포니아 주로 부모님과 이사를 왔어요. 한마디로 '1.5세 교포'입니다. 제 아버지는 미군의 엔지니어로 근무했지요. 그래서 저는 어릴 때부터 여러 나라를 돌며 살았습니다. 이 경험들은 제가 세계에 눈을 뜨도록 도와줬어요.

어린 저에게 세상은 넓고 광대했습니다. 독일의 외곽에 있는 한 시골 마을에 살던 때가 생각나네요. 그 마을에 살던 아이들은 마치 〈옥수수밭의 아이들〉이라는 1980년대 공포영화의 등장인물들 같았어요. 그 아이들은 깡마르고 키가 컸으며, 머리는 노랗고 눈은 파랗디 파랬죠. 반면에 저는 키가 작았고, 까무잡잡했어요. 그러니 저는 '신기한' 존재였어요. 아이들은 솔직하고 순수하잖아요. 그래서 저는 저에 대한 솔직한 이야기들을 들으며 자랄 수 있었습니다. 그 덕에 한 나라에서는 평범하고 일상적인 것들도 다른 나라에서는 신기하고 특이한 것이 될 수 있다는 점을 깨달았어요. 그때부터 저는 사람들의 차이점에 흥미를 가졌습니다. 그런 차이점을 더 이해하고 싶었고요.

나중에 저는 시애틀에 있는 워싱턴 대학교에 입학하여 생물/생리학과 국제경제학을 공부했습니다. 대학교를 졸업한 뒤에는 더 넓은 세상을 경험하고 싶었기에 보스턴으로 이사했어요. 이후 보스턴 대학교에서 의료과학 석사 학위를 취득했습니다. 그러나 이때까지는 의과대학원을 가야겠다는 확신이 서지 않았어요. 만약 석사 과정이 끝날 무렵까지도 마음을 정하지 못한다면 로스쿨에 가려고 했고요. 어차피 로스쿨 진학과, 대학교나 대학원은 별 상관이 없었으니까요.

그러던 중 석사 과정의 커리큘럼에 있는 치과대학원 1학년 과정을 수강했습니다. 그때 저는 치과가 정말 흥미로운 영역임을 알게 되었어요. 의학, 예술, 비즈니스, 공학이 적절히 버무려진 학문이었고, 일 이외의 개인적인 생활도 가능한 직업이니까요. 석사 학위를 받은 뒤 저는 보스턴 대학교에 있는 치과대학원에 진학했습니다. 그리고 졸업 후 미군에 입대했고요. 미군에서 1년간의 일반치과 수련을 마쳤습니다. 이후 저는 이집트 시나이 반도에 배치되었고, 현재는 이탈리아에 있습니다. 입대 후 몇 년간 저는 남극을 제외한 모든 대륙을 다녔어요. 특히 유럽에 주둔할 때에는 거의 모든 주요 도시들을 여행했습니다. 미군이라 주어지는 복지인 셈이에요.

제가 치과의사를 선택한 이유는 따로 있어요. 대부분의 사람들이 의료대학원에 지원하면서 원서의 '지원 동기' 부분에 '어려운 사람들을 돕기 위해서'라고 쓰잖아요. 그렇지만 다른 방식으로도 어려운 사람들을 얼마든지 도울 수 있습니다. 예를 들면 음악을 만들어 상처받은 마음을 치유해 줄 수도 있고요. 저는 보다 더 구체적인 이유를 들기로 했습니다. 사실, 저는 대학생 시절에 진로를 고민하면서 '평생 할 일이라면 자신이 진정 즐길 수 있는 일이어야 한다'고 생각했어요. 또한 '일과 개인 생활도 구분함으로써 균형 잡힌 삶이 가능해야 한다'는 생각도 했습니다. 미국에서 치과는 다른 의과 업무들에 비해 일과 개인 생활의 균형이 잡혀 있어요. 또한 치과는 끊임없이 역동적으로 변화하는 의학이에요. 하루하루 발전하는 치과 기술과 장비들이 저를 도전하게 만들었고, 지금까지도 끊임없이 배우고 싶은 열정이 생기도록 만듭니다.

이제 제 군 생활 이야기를 해보겠습니다. 사실 군 복무는 뒤늦게 내린 결정이었어요. 저는 어릴 때부터 아버지의 영향이 컸는지 군 생활에 익숙했지만, 군 생활이 절대 만만치 않다는 것도 알았죠. 이사를 자주 해야 하고, 야외 훈련도 있으며, 가족들과 떨어져 있는 시간도 많잖아요. 그래서 처음에는 군에 지원할 생각이 전혀 없었습니다. 평소와 다름 없이 치과대학원을 다니던 어느 날 밤, 저는 친구들과 즐겁게 술을 마시고 알딸딸한 상태로 집에 들어왔지요. 그때 치과대학원 첫학기의 학비 고지서를 봤어요. 술이 확 깨더군요. 저는 그리 넉넉한 형편이 아니었으니까요. 그 순간 빚 없이 살고 싶다는 생각이 커졌습니다. 사실, 미국에는 군대에서 학비를 대납해주고, 또 학비를 내준 햇수만큼 군 복무를 하는 제도가 있거든요. 그래서 저는 그 다음 달에 입대를 신청했습니다. 인생은 타협의 연속이죠. 가끔은 '무엇이 더 좋은지'보다 '무엇이 덜 나쁜지'를 선택해야 할 때도 있습니다.

의료인으로서 군 복무를 하며 좋았던 점은, 보다 이타적으로 일할 수 있다는 것이었습니다. 군대에서는 치료를 '팔지' 않잖아요. 그래서 아프다고 하는 누구에게나 최선의 치료를 베풀 수 있지요. 미국 정부가 치료 비용을 모두 부담하니까요. 게다가 저는 군인이다보니, 다양한 배경을 가진 여러 나라 사람들을 치료할 수 있었어요. 군인은 물론 민간인, 죄수, 심지어 동물까지도요. 진료한 곳도 다양했습니다. 최신식 설비를 갖춘 병원은 물론 운송용 대형 컨테이너, 섭씨 45도가 넘는 뜨거운 사막에서도 진료를 했어요.

이런 다양한 경험들 덕에 깨우친 것이 있습니다. 배움은 책보다 사람과의 대화에서 더 많이 구할 수 있다는 사실입니다. 만약 당신이 의료계에 몸담고 싶다면 소통이 중요하다는 점을 잊지 마세요. 의료계에 몸담았던 지난 세월 동안 저는 치료 자체보다 오히려 소통을 통해 환자나 환자 가족들의 불안과 걱정을 해소시켜 주는 것이 더 중요하다는 사실을 깨달았습니다. 누구든 부단히 노력한다면 치료를 위한 손재주를 익힐 수는 있어요. 하지만 사람을 대할 때 가장 필요한 공감대를 형성하기는 쉽지 않습니다. 저는 다양한 사람들을 만나고 일하고 소통하면서 인간이 가진 두려움과 즐거움은 대동소이하다는 것도 깨달았어요. 또한 다양한 문화를 배우면 배울수록 보다 나은 의료인으로 성장할 수 있다고 확신했습니다.

만약 당신에게 미국 유학을 할 기회가 주어진다면, 저는 그 기회를 꼭 잡으라고 말할 겁니다. 미국은 다민족 국가이기에 다양한 문화들을 배우는 데 최고의 환경을 갖춘 나라니까요. 미국이 혁신적으로 발전한 이유도 다양한 배경을 가진 사람들이 공존할 수 있도록 공통 분모를 함께 만들었기 때문이고요. 따라서 미국 유학을 한다는 것은 말 그대로 '인류란 무엇인가'를 배울 수 있는 최고의 기회이기도 합니다. 그러니 용감하고 대담하게 도전하세요. 당신이 생각하는 '한계치'를 벗어나, 더 큰 사람이 되기 위한 모험을 하세요.

두렵나요? 계획은 언제든지 바뀔 수도 있다는 사실만 받아들인다면 편안해질 겁니다. 변화하기 위해 노력하다 보면 우리는 때때로 아픔을 겪기도 합니다. 또한 투자한 만큼의 결과물도 보이지 않을 때가 있고요. 하지만 이를 통해 우리는 성장합니다. 그래서 저는 당신이 미국 유학, 미국 의사가 되는 길에 도전하기를 바랍니다. 미국에서 최첨단 기술과 학문을 발전시키는 사람이 되길 바랍니다.

미국 문화에 적응하기가 쉽지는 않겠지만, 이런 경험이 당신을 더욱 성장시켜 줄 겁니다. 마치 다양한 향이 배어 숙성된 훌륭한 와인처럼, 이러한 도전이 당신을 한층 더 열정적이고 성숙한 사람으로 만들어 줄 겁니다.

한국에서 태어나 전 인류의 의사가 된
미국 의사 김용 _안재준

　미국 의사가 되기 위한 준비를 하려고 이 책을 집은 한국의 학생들에게 꼭 소개해주고 싶은 분이 있다. 2012년 7월, 아시아인으로는 최초로 제12대 세계은행(World Bank) 총재 자리에 오른 김용 박사다. 역대 세계은행 총재들의 직업적 배경이 금융인이나 정치인이었던 것과 달리, 김용은 한국 서울에서 태어난 미국 의사다. 김용은 2006년 〈타임〉지가 꼽은 '세계에서 가장 영향력 있는 100인', 2013년 〈포브스〉지가 선정한 '세계에서 가장 영향력 있는 50인'에도 이름을 올렸다. 그가 다트머스 대학교의 총장으로 임명되었을 때에도 '아시아인으로서는 최초로 미국 아이비리그 대학교의 총장을 맡은 인물'이라 큰 이슈거리가 되었다.

　1959년에 태어난 김용은 다섯 살 때 부모님을 따라 미국의 아이오와Iowa 주로 이민을 왔다. 인종 차별이 심하던 시절에 김용은 고등학교에서 학생회장직을 역임했고, 미식축구 팀에서는 쿼터백으로, 농구 팀에서는 포인트가드로 발탁되었을 정도로 다재다능했다. 고등학교를 졸업한 뒤에는 아이오와 주립대학교에 입학했다. 아버지가 치과대학원에서 교수로 재직했고, 어머니도 철학 박사학위를 받은 곳이었기 때문이다. 김용은 2학년 재학 중에 스탠더드오일의 회장 존 데이비슨 록펠러 등을 배출한 명문인 브라운 대학교에 편입하여 인간생물학(Human

Biology)을 전공했으며, 1982년에 우수한 성적으로 졸업했다.

김용은 1991년에 하버드 대학교의 의과대학원을 졸업했고(M.D. '91), 1993년에는 같은 학교에서 인류학 박사학위(Ph.D. '93)를 받았다. 즉, 하버드 사회학과에서 실험적으로 실시한 의사/박사(M.D./Ph.D.) 복수 프로그램을 처음 경험했던 학생들 중 한 명이었던 것이다. 사실 대학교 졸업 이후 의과대학원을 진학하는 것 그 자체도 개인에게는 긴 여정이다. 그런데 여기에 몇 년을 더해서, 더군다나 필수적이지도 않은 학문을 따로 공부한다는 것은 어지간한 열정만 가지고는 할 수 없는 일이다. 이는 김용의 지향점이 '의사라는 직업으로 어려운 사람들을 도와주는 것'이었음을 보여준다. 조선 현종 때와 숙종 때에 가난한 백성들을 주로 치료하여 왕에게서도 '신의神醫'라는 평을 받았으며 현감으로도 임명된 인의仁醫 백광현이 그랬듯이 말이다.

다양한 업적이 있지만, 김용은 역시 의사로서 가장 존경받을 만하다. 그는 하버드 의과대학원에 재학 중이던 1987년, 동료인 폴 파머 등과 의기투합하여 파트너스 인 헬스Partners In Health(이하 PIH)를 설립했다. PIH의 첫 번째 활동은 카리브 해의 작고 가난한 나라인 아이티의 작은 마을 캔지에서 시작되었다. 돈 한 푼 없이 외딴 곳에서 사느라 의료 혜택을 받지 못한 채 전염병에 시달리던 환자들을 돌보는 일이었다.

그러나 PIH는 지역 주민들을 잠시 치료해 주고 떠나는 기존의 의료 봉사 단체들과는 달리, 주민들 스스로 전염병을 퇴치하고 예방할 수 있도록 관련 프로그램도 마련해 주었다. 즉, 아이티의 의료인들에게 효과적인 결핵 치료법을 교육시킨 것이다. 또한 다국적 제약회사와의 결핵 치료용 약품 가격 협상을 성공시켜 미국 의료비의 10분의 1 가격으로 결핵을 치료할 수 있게 했다. 이 프로그램 덕에 아이티에서는 1990년대 초 10만 명 이상이던 결핵 환자들이 치료를 받을 수 있었다. PIH는 페루 국민들의 다제내성 결핵 치료도 성공시켰다. 현재 세계보건기구(World Health Organization, 이하 WHO)도 김용과 PIH가 개발한 이 프로그램을 전 세계 40여 개 개발도상국들을 대상으로 적용하고 있다.

개발도상국 의료 발전 프로그램의 성공을 인정받은 김용은, 2003년에 WHO의 에이즈 담당 국장으로 임명되었다. 이때 그는 '3×5프로젝트'를 만듦으로써 다시 한 번 의사로서의 진가를 발휘했다. 이 프로젝트는 무려 300만 명에 달하는 개발도상국의 에이즈 환자들을 위한 치료를 2005년 말까지 완료하겠다는 프로젝트였다. 이 프로젝트는 목표로 했던 시기로부터 2년 뒤인 2007년에 달성되었다. 하지만 WHO는 김용의 이 과감한 프로젝트가 아니었다면 단기간에 이 정도 수의 아프리카인 에이즈 환자들을 치료할 수 없었을 것이라고 평했다. 2012년 집계에 의하면 이 프로그램 덕에 총 700만 명 이상의 아프리카인 에이즈 환자들이 치료를 받았다.

김용은 WHO의 임원으로 재직할 때에도 하버드 대학교 의과대학원의 교수로서 강연과 연구를 병행했다. 다트머스 대학교의 총장으로 임명되기 전까지 그는 하버드 대학교 내 '세계 건강과 공중 의학(Global Health and Social Medicine)' 부서의 의장직도 맡았다. 또한 하버드 대학교와 연계된 많은 병원, 인권 단체, 공중의학 관련 단체 들에도 몸담았다. 즉, 그는 개발도상국 국민들의 건강을 증진시키기 위해 무려 20년 이상 학문과 연구에 몰두해왔던 것이다.

김용은 늘 소외된 빈민들에게 의료 혜택을 보다 효과적으로 전달할 방법을 연구했다. 이 작업은 현실적인 전달 프로그램을 요구하기 때문에 철저한 정보 수집과 분석이 필수적이다. 이 때문에 김용은 하버드 대학교 의과대학원 내 공중보건대학원 및 하버드 비지니스대학원과 손을 잡고 세계건강구호기구(Global Health Delivery project, GHD)를 만들었다. 이는 의과대학원의 의료 체계와 비니지스 대학원의 전략 체계를 접목시킨 조직이다. 그가 의학과 인류학을 연이어 전공하면서 학습한 지식이 빛을 발한 것이다.

김용은 2015년 10월 2일 〈워싱턴 포스트〉지에 한국과 같은 선진국들이 전쟁 난민과 망명자 들을 수용해야 한다는 내용의 글을 실었다. 그의 글은 "I am a migrant(저는 이민자입니다)"라는 짧은 문장으로 시작되었다. 그의 가족이 미국으로 이민을 왔던 1964년 당시 한국은 전쟁의 상흔을 극복하지 못한 동북아시아의 작고 가난한 나라였다. 그러나 불과 몇십 년 만에 대한민국은 세계 경제 강국들 중 하나가 되었으니, 이제는 빈민국 출신 난민들을 보듬으면서 함께 발전해나가야 한다는 내용이었다. 그의 글 마지막 문장에는 'fellow human beings who are suffering(고통받고 있는 동료 인간)'이라는 표현이 있다. '같은 시대를 살아가는 전 세계 모든 사람들을 나와 동등한 사람으로 인식하자'는 뜻이다. 이렇듯 김용은 범지구적 문제까지 고민하고 해결하려는, '지구의 질병까지 치료하는 의사'인 것이다.

필자는 목표에 대한 궁극적인 목적 의식까지 갖춘 사람들이 그렇지 않은 사람들에 비해 훨씬 빨리 목표점에 도달하는 것을 보았다. 김용의 목표도 단순히 의사가 되는 것이 아니었다. 어렵게 사는 사람들을 도와주려는 뚜렷한 목적 의식이 있었던 것이다. 그렇기에 지금의 김용 박사가 있는 것이라고 생각한다.

전 인류를 위해 헌신하는 의사가 되십시오 _안재준

안녕하세요. 저는 안재준입니다. 미국 이름은 제이슨 안Jason Ahn이죠.

미국 의사를 꿈꾸는 분들에게 제 친구 이지원을 통해 전하고 싶은 메시지가 있어서 이렇게 글을 쓰기 시작했습니다. 제게는 앞장에 소개했던 김용 박사님이 그러셨던 것처럼 이 세상을 더 살기 좋은 곳으로 만들겠다는 목표가 있습니다. 너무 거창한가요? 그 이유는 이렇습니다. 저는 어릴 때부터 사람의 몸이 궁금했습니다. 그래서 자연스럽게 의학에 매료되었고, 사람들의 질병에도 관심을 가졌어요. 그리고 의사가 되어 가는 과정에서 사회를 병들게 하는 문제들에도 관심을 가지기 시작했고요. 그래서 어느새 가난하고 소외된 사람들을 위한 의사가 되는 것이 제 미션임을 깨달았습니다.

저희 집은 로스엔젤레스의 중산층 가정입니다. 그 당시 로스앤젤레스는 사회적 불평등과 인종 차별 때문에 일어난 로스앤젤레스 폭동으로 긴장감이 극에 달했어요. 군인들이 폭도들을 진압하는 것을 보면서 폭력이 어떤 것인가를 실감했습니다. 그리고 왜 그런 일이 일어났는지를 알아보면서 사회적 불평등에 눈을 떴어요.

중학생 시절이었습니다. 제가 다니던 교회의 봉사단이 멕시코의 티와나라는 지역에 집을 짓는 활동을 떠났습니다. 티와나는 미국 국경에서 불과 몇 킬로미터 떨어진 곳이었어요. 그런데 티와나 주민들의 삶은 충격적일 만큼 낙후되어 있었던 겁니다. 그때 저는 생각했죠.

'나는 단지 운이 좋아 미국 중산층 가정에서 태어났기에 이런 특혜와 기회를 누리는 것일 뿐이다.'

그 이후부터 정의와 평등을 실현하겠다는 저의 열정은 더욱 크고 확고해졌어요.

UC 버클리 대학교에서 의과대학원 진학을 준비할 때였습니다. 저는 세계의 모습을 좀 더 구체적으로 이해하고 싶어 역사학과 분자생물학을 복수 전공했어요. 그 과정의 일환으로 의료인류학(medical anthropology) 수업을 들으면서 알게 된 김용 박사님의 업적에 큰 감명을 받았습니다. '경험을 통해 지식을 습득하자. 그리고 관심 있는 것은 실행하자'는 생각을 그때부터 가졌고요. 이후 저는 대학교와 대학원에서의 연구 활동과 친구들과의 활동, 교회에서의 활동 등 다양한 활동들을 했습니다.

우연한 기회 덕에 갈 수 있었던 우간다 봉사활동 중에는 하루 빨리 의료 기술을 익힘으로써 의료 혜택을 받지 못하는 사람들을 돕자는 생각을 굳혔지요. 그때 저는 제 자신에 대해서도 생각했죠. 제 할머니가 북한 출신이었기 때문에 자연스럽게 저는 북한의 처절한 인권 문제에 관심을 가졌죠. 저는 북한의 구조적인 문제부터 더 심층적으로 배워야 겠다고 생각했습니다. 그 기회를 찾다가 풀브라이트 장학생 프로그램을 신청했어요.

2005년 풀브라이트 장학생으로 선발된 뒤 한국에 머물며 한국말을 더 많이 배웠고, 새터민들도 인터뷰했어요. 중국을 방문했을 때는 강제 소환을 당할까봐 두려워하는 북한 동포들도 만났고요. 멕시코, 인도, 우간다에서도 비슷한 상황들을 목격했습니다. 이후 하버드 대학교 의과대학원에 합격한 저는, 북한의 열악한 실정을 개선하기 위한 의료 복지에 힘쓰자고 다짐했습니다. 그 일환으로 〈Divided Families(분단된 가족들)〉라는 제목의 다큐멘터리를 제작하기로 했습니다. 몇 년 뒤 이 영화가 완성되자 dividedfamilies.com이라는 사이트를 만들어 그곳에 소개했습니다. 이 활동은 지금도 '분단된 가족들의 전미 연합(The National Coalition of Divided Families in the USA)'을 통해 이루어지고 있습니다.

잠시 의과대학원을 휴학하고 본격적으로 영화 제작을 할 때, 지금 살아계신 실향민들이 한시라도 빨리 북한에 살아있는 가족들과 상봉하고 싶어 한다는 사실을 절실히 깨달을 수 있었어요. 의학도로서의 일과 영화 제작을 병행하기가 무척 힘들었지만, 저를 도와주신 주변분들 덕분에 그 열정을 계속 이어나갈 수 있었습니다. 저는 북한의 의료 문제를 해결하려면 공중보건에 대한 공부도 체계적으로 해야 한다는 것을 깨닫고 하버드 케네디 행정대학원에도 입학했습니다.

하버드 의과대학원에 돌아왔을 때, 저는 제 마음속의 영웅인 김용 박사님을 만날 수 있었습니다. 김용 박사님 덕에 저는 범세계적 의료 문제와 사회적 문제 그리고 그 해결 방안에 대해 본격적으로 관심을 가지게 되었죠. 이후 PIH를 통해 르완다에 갈 기회가 생겼습니다. 그곳의 환자들은 에이즈, 결핵, 말라리아, 고혈압, 당뇨, 만성신부전증 등으로 고통을 받고 있었습니다. PIH 활동 경험으로 저는 무료 진료를 효율적으로 제공하는 방식을 배울 수 있었어요.

2012년에 저는 하버드 의과대학원과 하버드 케네디 행정대학원을 동시에 졸업했습니다. 그 뒤 메사추세츠 종합병원과 브리그함 여성병원에서 응급의학과 전문의 수련을 시작했어요. 전문의 수련과정은 저의 한계치를 경험할 수 있었을 정도로 정말 고단했습니다. 그러나 이 경험 덕에 저는 끈기를 확보했습니다. 아울러 정상에 오르는 달콤한 기쁨을 맞이하려면 험난한 길을 지나야 한다는 이치도 깨우쳤죠.

제 삶을 돌아보면서 저에게 주어졌던 모든 기회들을 주신 분들께 감사를 드리게 됩니다. 또한 그만큼의 책임도 주어졌다고 생각합니다. 저는 앞으로 다른 사람들이 더 나은 삶을 살도록 해 주기 위해 최선을 다하려고 합니다. 제가 가장 좋아하는 시인인 준 조단은 이렇게 말했습니다.

"우리는 죽지 않았다. 우리는 여전히 이곳에 있다. 산다는 것은 우리의 운명이다. 그러므로 우리는 살아야 한다!"

제 할머니나 북한의, 우간다의, 르완다의 사람들처럼 질병, 헤어짐, 분단, 폭력, 가난을 경험해 본 사람들이 있는가 하면, 저처럼 그런 걸 경험해 보지 못한 사람도 있습니다. 하지만 분명한 것은 이를 경험했든 안 했든, 우리는 그것을 경험한 사람들을 위해 살아가야 합니다. 그래서 저는 이 책을 선택하신 독자 여러분들에게 묻고 싶습니다.

여러분들은 왜 미국 의과대학원에 지원하려고 하시나요?

왜 미국 의사가 되길 원하시나요?

독자 여러분들은 한국에서도 충분히 의사가 될 수 있을 만한 실력을 갖추신 분들일 겁니다. 그러나 미국에서 얻을 수 있는 의사로서의 경험은 분명 다르겠지요. 김용 박사님이나 제 경우처럼 말이에요.

Ⅱ. 넓은 세상, 미국을 꿈꿔라

우물 밖 세상과 만나다

초등학교, 아니 그땐 국민학교였던 저학년 시절, 미국 보스턴에서 태어나 자랐던 사촌 린Lynn과 진Jean이 방학을 맞아 고모와 함께 한국을 방문했다. 린과 진을 난생처음 본 나는 그야말로 입이 떡 벌어졌다. 겉으로 보기엔 나와 다를 게 없던 그 둘은 '영어'로 대화하고 있었던 것이다.

'아, 이런 세계가 있었구나.'

그들은 내가 주말마다 애청하던 미국 드라마 〈베벌리힐스의 아이들(Beverly Hills, 90210)〉이나 〈천재 소년 두기(Doogie Howser, M.D.)〉의 배경인 '미국'에서 온 것이었다.

'얘들은 학교에서 쉬는 시간마다 금발머리 친구들과 복도 사물함 앞에서 수다를 떨고 놀겠지?'

'디즈니 만화영화에 나오는 공주 드레스를 입고 댄스 파티도 가려나?'

이런 막연한 동경심이 생겼다. 무엇보다 그들의 어눌한 한국어와 유창한 영어 실력이 매력적으로 보였다. 그렇다. 그땐 그랬다. 단지 영어를 잘하는 것이 '있어' 보여서, 금발 머리 파란 눈의 친구가 있다는 것이 부러워서, 그날부터 난 미국으로 유학을 보내달라고 엄마 아빠를 조르기 시작했다.

어릴수록 새로운 언어에 대한 습득이 높다는 것을 강조했고, 한시라도 빨리 가야만 원어민 수준의 실력을 가질 수 있다고 재촉했다. 지금 생각해봐도 꽤 논리적인 떼를 썼던 것 같다. 그렇지만 부모님 입장에선 너무 어린 딸을 홀로 이국땅에 보내기엔 여건들이 좋지 않았다. 그래서 나는 나름대로 '차선책'을 궁리했다.

일단 유치원을 다닐 때부터 자라온 경주를 떠나 더 큰 도시에 가기로 마음먹었다. 학생의 신분으로 지방에서 서울로 갈 수 있는 방법 중 하나가 바로 특수목적고등학교(특목고)로 진학하는 것이었다. 외국어고등학교를 졸업한 사촌 언니의 도움으로 몇몇 학교들을 방문한 후, 한영외국어고등학교에 원서를 넣기로 결심했다.

원서비만 감당할 수 있다면 원하는 학교에 전부 지원할 수 있는 미국과 달리, 당시 우리나라에서는 학생 한 명당 한 특목고에만 지원할 수 있었다. 나중에 만난 친구들 중에도 이 도박 같은 게임의 희생자들

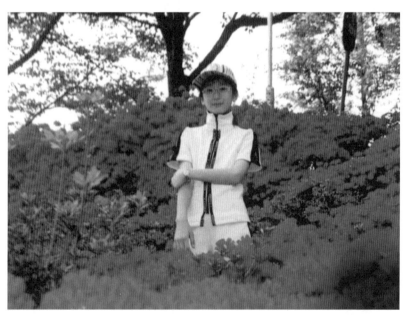

'경주 소녀' 시절의 나

이 여럿 있었다. 그들 모두 이런 한국의 입시 제도를 개선해야 한다고 열변을 토했다.

중학교 3학년 때 담임선생님이 내 내신성적을 계산해 주셨다. 외고에 합격할 수 있는 정도인지 알아봐 주기 위해서였다. 빨간 펜으로 열심히 내신성적을 계산하시던 선생님과 나눴던 대화가 여전히 머릿속에 남아 있다. 선생님과 대화를 나눌 당시 내 목적은 서울로 가는 것이었기에 '일단 어디든 가고 보자'라고 마음을 먹은 상태였다. 하지만 인문계인 외고에 갈 생각을 하니, 교차지원이 어려운 대학입시에 대한 걱정이 덜컥 들었다. 그래서 선생님께 이렇게 물었다.

"선생님, 제가 외국어에 관심이 있긴 하지만, 그래도 과연 이게 제 적성일까요?"

이제 와서 새삼스럽게 무슨 소리냐는 듯이 선생님은 말씀하셨다.

"적성? 죽도록 싫어하지만 않으면 뭘 하든 크게 상관없어. 하면 다 하게 되더라고."

지금 생각해보면 굉장히 현실적인 조언을 해주셨던 것 같다. 그 이후로는 '과연 이게 내 길일까?' 하는 의문이 들 때마다 선생님의 말씀을 떠올리며 일단 최선을 다해 보려고 마음을 먹는다. 열심히 하여 결과물을 얻고도 즐겁지 않다면, '그건 정말 내 일이 아니다'라고 결론을 내리는 식이다. 그렇지만 여태까지 그런 경험은 없었다. 열심히 하면 잘하게 됐고, 잘하게 되면 그게 좋아서 계속 했으니 말이다.

내신성적 계산을 끝내신 선생님이 이렇게 선언하셨다.

"외고 지원하는 데 큰 문제 없을 거 같은데?"

나는 곧장 서점으로 달려가 영어듣기 테이프를 여러 개 샀다. 아침을 거르고 등교할 정도로 잠이 많던 내가, 외고 입학시험을 앞둔 몇 달간은 새벽에 일어나 영어듣기 시험을 준비했다. 이 모습을 보신 엄마는 '어디에 내놓아도 사기 할 일은 하겠구나' 싶어 훗날 유학을 좀 더 쉽게 허락하셨다고 했다.

경주 소녀, 서울 상경 성공!

경주로 돌아오는 고속버스에서 지역번호 02의 전화를 받았다.

"이지원 학생? 축하합니다. 한영외국어고등학교 영어과에 합격되셨습니다."

"앗싸!"

휴게소에서 내리자마자 쾌재를 불렀다. 함께 버스에서 내리던 아줌마들이 수군거렸지만 개의치 않았다.

'하하, 저는 이제부터 한영외국어고등학교 학생이라고요! 서울시민이 된다고요!'

'매, 난, 송' 딱 세 반밖에 없던 중학교에서는 '난반에 있는 지원이가 서울에 있는 고등학교를 간다'는 소문이 삽시간에 퍼졌다. 나는 단짝 친구들과 가족들에게 작별 인사를 한 뒤, 비장한 각오를 품고 경주를 떠나 서울로 갔다.

입학식 2주 후 다시 경주로 수학여행을 오게 되는 웃지 못할 일도 있었다. 하지만 그렇게 시작된 서울에서의 외고 생활은 물 만난 고기의 삶처럼 활기차고 즐거웠다. 부모님이 집에서 TV를 없애시기 전까지 나는 청소년 드라마의 열렬한 팬이었는데, 그런 청소년 드라마에서 보던 대도시 서울에서 학교를 다닌다는 것조차 소도시에서 주욱 자란 나에겐 정말 꿈속의 삶 같았기 때문이다.

게다가 여학교 출신인 나에게 남녀공학인 고등학교를 다닌다는 것은 의미가 남다른 일이었다. 특히 설레는 마음을 품고 '최고의 훈남들만 모인다는' 독일어과의 선배들이 땀 흘리며 농구하는 걸 지켜보거나, 친구들과 지하 매점을 오르락내리락한 일, 외국어 수업에 따라 반을 옮겨 다닌 일, 어두워질 때까지 야간자습을 함께 했던 일 등은 '드라마 속 주인공의 삶이 내 일상이 된' 경우였다.

이토록 즐거웠던 고등학교 생활에서 한 가지 걸렸던 것은 바로 '떨어진 등수'였다. 특히 입학한 직후에 본 실력평가고사에서 성적이 거의 바닥을 찍었다. 이유를 알고 나니 기가 막혔다. 수도권 학생들은 입학 전 겨울방학 동안에 미리 고1 과정을 공부한다는 것이었다. 물론 실력평가고사에 나온 문제들은 고1 과정이었다. 선행학습을 전혀 하지 않았던 '경주 소녀'는 백지를 낼 수밖에 없었다. 외고에 합격했다고 겨울방학 내내 신나게 놀러만 다녔던 이 시골스러운 영혼을 어쩌면 좋으리!

이로써 나는 나 자신에 대해 깊은 깨우침을 얻었다. 나는 타고난 습득력 덕에 수업만 듣고도 시험을 잘 친다거나, 전교 1등을 한 번도 놓친 적이 없다거나 하는 그런 뛰어난 수재들과는 거리가 멀다는 사실이었다. 그렇다고 탁월한 공부 비법을 마스터했다든가, 생활습관이 좋은 것도 아니었다. 단지 대도시에 비해 학구열이 그리 높지 않았던 지역에서 나름대로 열심히 했을 때 좋은 결과를 얻을 수 있었을 뿐이다. 더군다나 나는 잠도 많은 편이었기에 고등학교 진학 후 0교시 자습 시간은 무조건 자는 시간이었다.

특목고에서 전체 수석을 하는 학생은 확실히 모범적인 공부습관이 있는 듯했다. 입학식에서 신입생 대표 선서를 하던 수석 입학생 소영이를 나는 외계에서 온 공부천재라고 생각했다. 하지만 소영이는 주어진 시간을 최대한 성실하게 활용할 뿐, 특이한 습관은 없었다. 그러니까 내가 주로 자기만 했던 아침 자습 시간과 친구들과 쪽지를 돌리며 킥킥거리던 야간 자습 시간 동안, 소영이는 맨 앞줄에 앉아 무서운 집중력으로 공부했을 뿐이다. 그리고 밤 12시면 꼭 휴대폰을 끄고 아침 7시까지 숙면했다고 한다.

갈림길에서 선택한 미국 유학

고등학교 재학 당시 개포동 이모집에서 상일동에 있는 학교까지 스

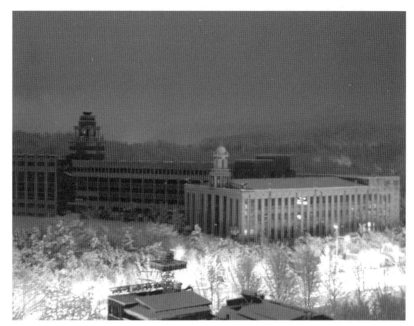

짧은 시간이나마 즐거운 학교 생활을 보냈던 한영외국어고등학교

쿨버스로 통학했다. 아파트 입구에 있던 스쿨버스 정류지는 내가 타던 8번 버스의 기점이자 종점이었다. 6시 20분에 버스를 타야 했기 때문에 기상 시간은 꼭두새벽이었고, 야간자습 후 학원을 마치고 귀가하면 새벽 1시가 넘어 늘 잠이 부족했다. 이 때문에 여름방학을 이용해 엄마와 함께 학교 주변의 하숙집을 알아보았다. 부동산 측이 권한 몇몇 반지하방을 본 뒤 마음이 안 놓이셨는지 엄마는 나를 차마 이사시키지 못하셨다. 그리고 나서 힘들게 말씀을 꺼내셨다.

"지원아. 혹시 아직도 유학에 미련이 남아있니? 좋은 보호자 분을 찾았어."

그 순간 내 가슴이 방망이질을 했다. 이 학교에서 열심히 하면 대학 진학은 보장받지 않겠느냐며 스스로를 타이르던 나 자신이 흔들리기 시작한 것이다. 하지만 나는 '에이 설마! 떠 보시려는 거겠지' 하는 마음에 이렇게 대답했다.

"에이, 무슨 유학이야. 안 가도 돼."

하지만 엄마의 안타까워하시는 모습을 보면서 이런 생각도 들었다.

'아직 기회가 있는 건가?'

그 날 이후, 그토록 간절히 원했던 미국 유학이 당장 현실이 될 수 있다는 생각에 아무것도 손에 잡히지 않았다. 가을 학기에 있을 학교 체육대회 준비를 하던 여름 보충수업 기간, 결국 내게 처음으로 대도시의 꿈같은 삶을 경험시켜 준 한영외국어고등학교에 자퇴서를 냈다. 그리고 2주 후인 2000년 8월 13일, 눈물을 흘리며 배웅하는 소영이를 뒤로한 채, 김포공항에서 샌프란시스코행 비행기에 몸을 실었다.

Ⅲ. 초짜 유학생의 미국 생활 적응기

가자, 캘리포니아로!

미국에서 법적 보호자가 되어 주실 목사님 내외분은 샌프란시스코에서 동쪽으로 20킬로미터 정도 떨어진 이스트 베이East bay에 살고 계셨다. 어둑어둑해질 무렵 목사님 댁에 도착한 나는 흥분을 가라앉힐 수 없었다. 하지만 집 주변을 돌아보고 싶어 나갈 채비를 하던 나를 보시며 목사님 부부가 말리셨다. 위험하다는 것이었다. 해가 완전히 진 것도 아닌데 밖에 다니는 것이 위험하다고? 당최 이해할 수 없었다.

결국 목사님 부부와 함께 나가 보니 집 주변에서 사람을 찾아보기 힘들었다. 그날은 비가 추적추적 내리는 8월이었는데, 바람이 많이 불어 쌀쌀하기는 했지만 말이다. 아무튼 내가 상상하던 따스한 햇볕과 야자수가 가득한 캘리포니아와는 완전 딴판이었다. 나중에 알게 된 사실이지만 샌프란시스코 근방은 1년 내내 바람이 많이 불어 여름에도 비교적 서늘한 기후가 계속되었다. 그리고 지역에 따라 골목길 하나만 잘못 들어도 위험해지는 동네도 있었다. 그렇기 때문에 목사님 부부가 그토록 말리신 것이다.

하긴 한국 친구들에게서도 "미국이 사는 데 위험하지 않냐?"는 질문을 많이 들었다. 아무래도 총기 사건이나 마약, 인종 차별 관련 문제가 많아서 그런 것 같다. 물론 사람들이 많은 번화한 곳에서 조금만 떨어지면 분위기가 살벌하게 바뀌는 동네가 있긴 하다. 하지만 우리나라에도, 특히 서울에도 위험한 장소와 범죄는 많지 않은가. 그러니 막연하게 겁부터 먹을 필요는 없다고 본다. 그러나 서울에 살면서도 가고 싶었던 미국에 발을 디딘 첫날 캘리포니아에 대한 내 첫인상은 〈베벌리 힐즈의 아이들〉에서 봤던 이미지와는 확연히 달랐던 것만은 확실하다.

미드와 달랐던 미국 고등학교

사람들이 어디로 유학을 갔냐고 물으면 나는 알아듣기 쉽게 '샌프란시스코'라고 대답을 했다. 그러나 사실 내가 진학한 학교가 있었던 곳은 정확하게 샌프란시스코 시내에서 동쪽으로 40킬로미터가량 떨어지고, 실리콘밸리에서 80킬로미터 가량 북쪽에 있는 월넛크리크Walnut Creek였다. 이곳은 인구가 불과 7만 명도 채 안되는 조그만 동네였다. 그러니까 내가 기를 쓰고 벗어난 경주보다 더 작은 도시로 유학을 간 셈이다.

이렇듯 월넛크리크는 내가 막연히 상상했던 미국과는 사뭇 다른 곳이었다. 그래도 그곳만의 아담한 느낌이 있었다. 아기자기하게 줄지어 서 있는 예쁜 집들과, 등하교길에 다람쥐들이 단체로 오가는 모습을 볼 수 있는 평화롭고 낭만적인 동네였다.

나는 내 나이에 비해 한 학년을 낮추어 고등학교 10학년에 입학했다. 그 학교는 유치원부터 고등학교까지 한 울타리 안에 있는 소규모의 사립 기독교학교였다. 9학년부터 12학년까지 고등학생 수가 100명 남짓하다 보니, 고등학교 한 학년의 정원은 30명도 채 되지 않았다. 월넛 크리크에서는 일반적인 인식과 달리 사립학교보다 오히려 공립학교가 학습 분위기나 대학 진학률이 훨씬 더 높았다. 그렇지만 유학생에게는 학비를 납부하는 사립학교의 입학만 허용되기 때문에 당시 나에게는 선택의 여지가 없었다.

미국 드라마에 나오는 세련된 학교 건물은 그야말로 드라마에서만 볼 수 있다는 사실을 깨달았다. 기독교학교였기 때문에 '화려한 댄스파티' 같은 건 엄격히 제한되었다. 이러한 것은 이해할 수 있었지만, 한국과 전혀 다른 학습 분위기에는 좀처럼 적응하기 힘들었다.

학생들의 대부분이 유치원 시절부터 한 학교에서 같이 성장했기 때문에 전반적으로 사이가 좋고 가족 같았다. 하지만 입학시험이 필요하지 않은 동네 단과대학이나 기독교대학교로 진학하려는, 혹은 고등학교 졸업 후 취업전선에 바로 뛰어들려는 학생들이 대부분이라, 타 지역 대학교에 진학하기 위해 공부하는 학생은 거의 없었다.

학교 커리큘럼 역시 교육부에서 규정한 최소한의 수업들밖에 없었다. 수많은 유학 수기에서 봤던 체육 시간의 승마라든가, 수업 시간에 수준 높은 토론을 하는 경우는 찾아볼 수가 없었다.

그래도 이 작은 고등학교에서 도움을 받은 게 하나 있었다. 여기에는 외국 유학생들을 위한 ESL수업(English as a Second Language, 영어가 모국어가 아닌 학생들을 위한 수업)이 따로 준비되어 있지 않아 첫날부터 미국 아이들과 같은 반에서 수업을 들어야 했던 것이다. 나는 어렸을 때부터 영어를 열심히 공부했기에 수업을 따라가는 데 무리가 없었다. 단지 평소에 꾸준히 공부하기보다 시험용 벼락치기에 익숙했던지라 거의 매일마다 많은 양의 숙제를 제출하는 것이 버거웠다. 하지만 많은 한국 유학생들이 느끼듯 수학과 과학 같은 이과 수업은 상대적으로 훨씬 쉬웠다. 이렇다 보니 영어가 주가 되는 문과수업을 버거워했던 나는, 자연스럽게 영어 실력이 비교적 덜 필요한 이과 수업들을 훨씬 더 좋아하게 되었다.

네? 제가 대학교를 못 간다고요?

11학년이 되고 미국 고등학교 생활에 서서히 적응될 무렵, 점점 대학 입시가 다가오기 시작했다. 나는 이제 학점을 관리해야겠다고 생각했다. 하지만 당시에는 지금처럼 인터넷이 발달하지 않았기 때문에 어디서, 무엇을, 어떻게 해야 할지 몰라 막막했다. 그렇다고 미국의 입시 사정을 모르시는 한국에 계신 부모님과 상의할 수도 없었다.

다급해진 나는 고등학교 카운슬러를 찾아갔다. 대학입시 전문 카운슬러가 없었기 때문에 영어 작문 수업을 맡던 선생님이 카운슬러 역할도 겸하고 계셨다. 나는 캘리포니아에 있는 대학이라면 캘리포니아 대학교(University of California, 이하 UC)가 최고라고 들었기 때문에 어떻게 하면 거기 들어갈 수 있냐고 물었다. 그러자 선생님은 내게 대학 진학 의지가 있다는 사실에 너무 놀라면서 말씀하셨다.

"클레어Claire, 너는 지금 대학이 아니라 고등학교 졸업을 목표로 삼아야 해."

허허 참! 성적이 나쁜 편도 아니었고, 오히려 상위권이었는데도 고등학교 졸업을 목표로 하라니?

지금 생각해보면 선생님이 그렇게 말씀하신 이유를 이해할 수 있다. 그 선생님은 나이가 지긋해질 때까지 나를 제외한 외국 유학생을 만나본 경험이 없는 분이었다. 그런데 영어도 제대로 못하는 외국 학생이 미국의 대학교를 가겠다는 것이 어처구니 없으셨던 것이다. 사실 그 작은 사립학교의 선생님들 중 대부분이 한국이 어디에 붙은 나라인지도 모르는 경우가 많았다. 결국 나는 이 학교가 대학 진학에 도움을 줄 수 없을 것 같다는 결론을 냈다. 12학년이 시작되던 가을, 같은 동네의 더 작은 사립학교로 전학했다.

열악한 환경에서 UC 샌디에이고에 합격하다

이번에 전학한 고등학교의 상황은 더 열악했다. 한 학년당 학생 수도 20명이 채 되지 않았다. 대학 입시에 도움이 되는 선행 수업인 AP 과목(Advanced Placement, 이 수업을 고등학교에서 이수하고 시험에서 일정 성적 이상을 받으면 대학교에서 수업을 면제 받는 대학교 수준의 수업. 커리큘럼이 좋은 고등학교일수록 AP English, AP U.S. History 같은 AP 과목 수가 많다)은커녕, 그 학교에서 제공하는 가장 높은 수준의 수업이 미적분 전 단계의 수학 수업(Pre-calculus)이었다. 이미 전 고등학교에서 미적분을 이수하고 온 내가 막상 들을 만한 수업이 12학년 영어, 운전 수업(심지어 이미 면허가 있었다), 성경 수업뿐이었다. 그래서 나는 필수 과목 1개, 교양과목 2개를 듣고 오전 10시 30분이면 혼자 하교를 하곤 했다.

전 고등학교와 마찬가지로 이곳 학생들도 입학시험이 필요 없는 2년 제 단과대학이나 기독교대학교로 진학하거나, 고등학교 졸업장 취득을 목표로 하였다. 캘리포니아에 있는 고등학교였지만, 이 학교에는 내가 목표로 하던 UC에 대한 진학 정보는 하나도 없었다. 심지어 진학을 했던 전례도 없어 보였고, 장려 역시 하지 않았다.

그럼에도 이 학교에 온 것은 잘한 일이었다. 이 학교의 카운슬러였던 베리Barry 선생님이 내가 대학교에 가고 싶어 하는 것을 알고 물심 양면으로 도와주셨기 때문이다. 이 선생님은 직접 UC 입학담당관에게 매일같이 전화를 걸어 입시와 관련된 정보를 알아내서 나에게 전해 주곤 하셨다. 물론 다른 고등학교였으면 카운슬러로서 알고 있어야 할 기본적인 정보일 수도 있었다. 하지만 그 학교의 분위기나 정황상 배리 선생님은 나를 대학교에 보내 준 은인이나 다름없다. 그렇게 하나씩 얻은 정보를 토대로 나는 원서를 쓰기 시작했다.

한국의 수학능력시험과 같은 미국 대학입학시험(이하 SAT)이 또 다른 관건이었다. 한국 고등학교에서는 수능을 중심으로 공부를 하지만,

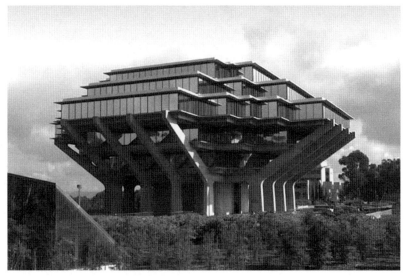

UC 샌디에이고의 상징적인 건축물 가이젤(Geisel) 도서관

미국 고등학교에서는 SAT를 위한 준비를 따로 하지 않는다. 이 때문에 나는 학원이 절실해졌고, 12학년 1학기 중간 무렵에 한국인 선생님들이 운영하는 SAT 학원을 찾아갔다. 선생님은 처음 만났을 때 "좀 더 일찍 오지 그랬느냐"며 안타까워하셨다.

그래도 학원에 간 덕분에 11월에 있는 마지막 SAT II (내가 지원하는 학교들은 SAT I 과 SAT II 점수를 요구했다)를 가까스로 볼 수 있었다. 결국 나는 UC 샌디에이고(University of California, San Diego, 이하 UCSD)에 합격했다. 그리고 고등학교 졸업식 날, 황당하게 들릴 수도 있겠지만 UCSD에 합격했다는 이유로 나는 졸업장과 더불어 공로상을 받을 수 있었다.

Ⅳ. 미국 의사 되기, 그 첫걸음

미국 대학교를 가는 최적의 시기에 대하여

　주변 사람들은 나에게 '어느 시기에 유학을 가는 것이 가장 좋은지' 종종 묻곤 한다. 그러면 나는 대답했다.

"되도록 어릴 때!"

　나는 유학 생활을 한 지 15년이 지난 지금도 영어가 한국어처럼 편하지는 않다. 이 때문에 미국인들과 영어로 어려움 없이 대화하고, 문화적인 이질감도 빠르게 극복하려면 아무래도 한 살이라도 더 어릴 때 오는 것이 현명하다고 생각했다.

　대학 시절 한국말을 유창하게 하는 교포 친구와 대화를 한 적이 있다. 나는 명절이면 TV에서 방송하던 국민만화영화인 〈아기공룡 둘리〉에 대해 말을 꺼냈다. 그러자 한국말을 너무나 유창하게 하고 한국 드라마도 나보다 훨씬 즐겨보던 그 친구가 던진 한마디,

"둘리가 뭐야?"

　나는 깜짝 놀라지 않을 수 없었다. 지금 생각해보면 미국 친구들이 가끔 나를 보며 "너 어쩜 그걸 몰라?"라고 하던 것도 이해할 수 있다. 사실, 그 어떤 피나는 노력으로도 이런 문화적인 성장배경의 차이는 보완하기 힘든 것 같다. 이 때문에 학창 시절에 나는 이것이 무엇보다 중요하다고 느꼈다. 막내 동생인 예빈이의 유학을 고민하던 부모님에게 나는 '최대한 빨리 오게 해야한다'며 한참을 설득한 이유도 이 때문이었다. 결국 동생은 초등학교 졸업 전에 유학을 올 수 있었다.

지금은 생각이 조금 달라졌다. 현재 나보다 훨씬 영어를 잘하는 동생을 보면 부럽기도 하다. 하지만 어린 나이에 유학을 와서 예빈이가 놓쳐야 했던 인생의 다른 면들을 생각해 보니 무엇이 정답인지 모르겠다. 유학을 오는 시기에 따라 언어나 문화를 받아들이는 정도에 있어 한계가 있을 수 있지만, 사실 개인의 노력과 성향의 차이가 더 큰 것 같기 때문이다. 그렇기 때문에 굳이 유학의 시기에 관하여 보범답안을 말하자면 '개인의 상황과 형편에 맞추어 유학을 가는 것'이라고 대답해 주련다. 그리고 각자 떠난 시기에 얻을 수 있는 장점을 극대화하는 것이 무엇보다 중요하다.

한국 고등학교 졸업 후 미국 대학교에 가기

내가 한국에서 외고를 다니던 시절, 우리 학년을 시작으로 유학반이 개설됐다. 당시 나는 유학을 갈 것인지, 유학반에 진학할 것인지를 두고 고민했었다. 유학반으로 진학했던 같은 반 친구는 고등학교 시절 3년을 모두 한국에서 보낸 뒤 미국 대학교로 입학했다.

당시에는 유학반이 처음 생겼기 때문에 지금처럼 체계가 잡혀있지 않았다. 야간 자습 시간에 SAT 수업 정도를 간간이 했다고 한다. 이 때문에 그 친구는 주로 학원을 다니면서 SAT를 준비했고, 학교에서 자신이 원하는 수만큼 AP시험을 볼 수 있었다고 한다. 그 친구는 한국에서 고등학교를 졸업한 뒤 미국의 명문 대학 스워스모어Swarthmore에 입학했다.

유학반이 없는 일반고를 졸업한 뒤 미국의 MIT에 입학한 친구도 있다. 그 친구에게 어떻게 미국 대학입시를 준비했느냐고 물어보았다.

나 한국에서 고등학교를 다니면서 어떻게 미국 대학 입시를 준비했어?

친구 SAT I, II를 독학으로 공부했지. 지금은 예전보다 학원이나 과외 같은 선택권이 많아졌잖아. 이런 것들을 잘 이용하면 좋을 것 같아. 그리고 우리나라에서 AP 수업을 인정해주는 학교가 특목고 말고는 없다는 점도 알고 있는 게 좋을 거야.

나 그밖에 미국 입시를 준비할 때 알아야 할 점이 있다면?

친구 미국은 과외활동(Extracurricular activity)과 리더십 경험(Leadership experience)을 중요시해. 가능하면 이런 면을 어필할 수 있는 대외활동 같은 것을 하면 좋을 거야. 나머진 원서랑 에세이 Essay에 달렸어. 어떻게 보면 사실 이 부분이 가장 어렵기도 해.

나 에세이를 준비하면서 터득한 노하우를 알려 줄 수 있어?

친구 에세이는 자기만의 색깔, 의견, 배경이 드러날 수 있는 이야기여야 해. 글의 기교에 너무 치중할 필요는 없어. 주제는 무엇이든 좋으니, 자신만의 특징과 색깔을 나타낼 수 있게 써야 해. 입학담당관들은 매해 수천 개의 에세이를 읽어. 따라서 그들이 널 기억하도록 만들기 위해 무엇을 보여 줄지를 고민해야 해.

나　마지막으로 미국 대학교 입시와 관련해서 한국 학생에게 도움될 만한 정보가 있을까?

친구　음, 나머지는 수시전형(early action & early decision)을 고르는 것 정도? 수시전형은 일반지원보다 원서 마감이 두세 달 정도 앞설 거야. 그러니 꼭 가고 싶은 학교가 있다면 미리미리 움직이는 것도 전략이지.

조기유학을 염두한다면 알아야 할 것들

조기유학을 떠나는 학생은 보통 동부에 있는 기숙학교로 입학하는 경우가 많다. 고등학교를 선정할 때에도 자연스레 학교 순위에 가중치를 두게 된다. 하지만 단지 숫자로 매겨진 고등학교 순위만 보는 것보다는 어떤 근거로 그러한 순위가 매겨졌는지, 자신이 학교로부터 원하는 사항이 무엇인지 고려하여 지원할 학교들을 알아보는 것이 좋다. 실제로 미국에서도 여러 언론사가 해마다 학교들의 순위를 매기곤 한다. 일례로 〈포브스〉 잡지사에서 정한 미국 고등학교 Top 20의 기준은 교사들의 학벌, 학생과 교사의 비율, 졸업생들이 내는 기부금의 액수, 학생들의 아이비리그 진학률 등이다.

그렇지만 이런 최상위권 고등학교 리스트에 이름을 올리지 못한 학교들의 수준이 떨어진다는 뜻은 절대 아니다. 한국만 해도 과학고, 외국어고, 민사고, 예술고, 자사고 등 세분화된 분야에서 최고인 학교들이 수없이 많다. 이런 점을 감안한다면, 인구와 면적이 한국의 몇 배 이상인 미국에는 훨씬 더 많은 훌륭한 학교들이 있는 게 당연하다. 따라서 미국 고등학교를 선택할 때 순위에 집착하기보다는 자신의 목적에 맞게 선택하는 것이 현명하다.

만만치 않은 학비도 고려해야 한다. Top 20에 이름을 올린 한 학교를 예로 들면, 기숙사비를 제외하고 학비와 급식비가 중고등학생 기준으로 1년에 4만 2,540달러, 한화로 약 4500만 원 정도다. 더군다나 학교에서 견학을 갈 때 드는 비용이라든가, 그 밖의 부수적인 비용도 따로 부담해야 한다. 여기에 생활비까지 감안한다면 중고등학생 교육비로는 상당히 부담스러운 금액을 지출해야 한다.

유학을 할 고등학교를 찾을 때, 가고 싶은 지역에 있는 사립학교들의 역대 대학 진학률과 AP 과목의 수를 조사해 보는 것이 좋다. 내가 다닌 첫 번째 고등학교는 그 당시 1년 학비가 6,000달러 정도였고, AP 수업이 2개 정도 있었다. 전학 간 두 번째 학교는 6,000달러에 약간 못 미치는 1년 학비에 AP 수업은 하나도 없었다.

미국 시민권이나 영주권이 있는 학생이라면 학군이 좋은 동네의 공립학교를 다니는 것도 아주 좋다. 확실한 것은 어느 지역에 있는 어떤 학교를 가든, 원하는 목표로 가는 길은 다양하게 열려 있다는 사실이다.

어릴 적 내 우상이었던 《7막 7장》의 저자 홍정욱 씨가 졸업한 초트 로즈매리 홀Choate Rosemary Hall은 우리나라에도 잘 알려진 동부의 명문 사립고등학교다. 초트 로즈매리 홀에 재학했던 내 친구 콜린Colleen은 당시 학교에서 잘 나가는 테니스 선수로 활약했다. 그즈음 나는 서부의 작은 사립고등학교의 축구 팀에서 포워드를 맡고 있었다. 서로 각기 다른 고등학교, 다른 대학교와 다른 치과대학원을 졸업한 콜린과 나는 같은 병원, 같은 과에서 만나 같은 집에 사는 룸메이트가 되었다. 걸어온 길은 달랐지만, 뉴욕에서 치과의사로 일하고 싶다는 우리 둘의 목표는 같았기 때문이다.

자신이 목표하는 바가 뚜렷하고 이를 위해 끊임없이 노력한다면, 장기적으로 보았을때 어떤 고등학교를 가든 크게 상관없다고 생각한다. 꼭 명문 사립학교가 아니라 일반 학교를 가더라도 거기에서 얻을 수 있는 장점은 또 분명히 있을 것이기 때문이다. 예를 들면, 학비가 보다 저렴할 수도 있고, 학점을 상대적으로 쉽게 받을 수 있을 것이다.

학교 수업을 받으면서 부족하다고 생각되는 부분을 보충할 수 있는 방법도 역시 많다. 만약 자신이 다니는 학교의 수업 내용이 다양하지 않다고 생각한다면, 고등학생 신분으로도 동네 단과대학에서 강의를 들을 수도 있다.

2015년 4월, 내가 좋아하는 루이Louis C. K.의 인터뷰 기사를 흥미롭게 읽었다. 루이는 우리나라에서도 유명한 미국 장수 코미디쇼인 〈SNL(Saturday Night Live)〉과 여러 토크쇼의 작가로 활동했던 현직 코미디언이다. 그는 자신의 이름을 건 프로그램이 있을 정도로 미국에서 큰 성공을 거두었다. 현재 두 딸과 함께 뉴욕에 살고 있는 그는, 인터뷰에서 딸들이 버릇없고 곱게만 자라지 않기를 바란다고 했다.

아이를 가진 사람들 중 대부분이 어떤 사립학교가 좋을지 고민하는데 비해, 루이는 딸들을 거꾸로 공립학교에 보낸다. 13살인 루이의 첫째 딸은 아침 7시 15분이면 냄새나는 시내버스를 타고 업타운으로 향한다. 겨울이라 영하 13도에 밖은 아직 어둑어둑하지만, 잠이 덜 깬 시무룩한 딸을 버스로 보낸다. 루이가 두 딸을 모두 배웅하고 나올 동안 운전기사는 벤츠 차량을 따뜻하게 데우며 그를 기다린다. 사실 루이는 운전기사에게 딸을 먼저 학교까지 태워주고 오라고 할 수도 있지만 그러지 않는다. 딸에게 '그럴 수 없다'고 잘라 말한다. 딸들이 귀하게만 자라는 것을 바라지 않기 때문이다. 그러면서 딸들이 원하는 것을 얻기위해, 도달하고 싶은 위치에 가기 위해 어떤 노력이 필요한지 스스로 깨닫기를 바란다고 했다.

"저는 딸들이 아르바이트를 할 나이가 되면 꼭 '형편없고' '최저임금을 받는' 가게에서 일해보길 바랍니다."

왠지 무안해졌는지 그는 묻지도 않는데 인터뷰를 끝내면서 한마디 덧붙인다.

"나요? 나는 그 빌어먹을 벤츠를 개고생해서 직접 벌어 샀다고요!"

코미디언 특유의 유머러스한 발언이지만, 그는 뼈 있는 메시지를 던진 것이다.

물론 누군가는 루이처럼 오히려 평범한 환경이 아이들을 더 강하고 바르게 자라게 한다고 생각할 수도 있고, 반대로 가능한 한 최고의 여건과 기회를 제공해 주는 것이 바람직하다고 생각할 수도 있다. 하지만 어느 환경에서든 그곳에서 얻을 수 있는 것은 분명히 있다. 단지 얻게 될 것이 다를 뿐이다.

학교를 정할 때에도 학교 순위나 스펙 등 한두 가지 조건에 연연할 필요가 없다. 자신이 목표하는 바를 달성하는 데 적합한 학교라면, 그곳이 정답이라고 생각한다.

미국 의료대학원을 가는 두 가지 방법에 대하여

미국에서 '의사'가 되려는 목표를 달성하기 위해서는 대학원 체제로 되어 있는 의료대학원을 졸업해야 한다. 의과든, 치과든, 수의학과든, 약학과든 모두 대학원 진학에 앞서, 먼저 4년제 대학교를 졸업해야 한다. 그러니까 4년제 대학교를 졸업하고 4년제 의료대학원으로 진학하는 것이 가장 일반적이다. 하지만 미국 학생들조차 잘 모르는 선택권이 하나 더 있다. 그것이 바로 대학교와 대학원 과정을 합친 '통합 프로그램'이다.

일단 의료대학원에 진학할 때 주어지는 두 가지 선택권에 대해 설명하겠다. 이 두 가지 선택권에는 각각의 장단점이 존재한다. 이 둘을 잘 비교하여 선호하는, 본인에게 적합한 최적의 선택을 하기를 바란다.

대학교/의료대학원(B.S./M.D., B.S./D.D.S.) 통합 프로그램

2005년부터 한국에도 의학전문대학원이 등장했다. 대학교에서 의예과가 아닌 과를 전공하고 졸업한 뒤 의학대학원에 입학할 수 있게 된 것이다. 그러나 2016년 현재 한국에는 이 제도를 폐지한 학교들이 대부분이다. 그 이유는 다양한 배경을 가진 의사들을 양성하겠다는 처음의 긍정적인 취지에 반해, 새로 도입된 전문대학원 제도에 많은 잡음이 있었기 때문이리라. 예를 들면 종전의 6년제 제도에 비해 학부 4년, 대학원 4년의 교육 과정이 너무 길고, 또 대학 졸업 후 대학원에 입학하는 학생들의 연령대가 너무 높다는 문제도 지적됐다고 한다. 또한 수능 최상위권 학생들만 모집하려는 대학 측의 결정도 큰 영향을 준 듯 하다.

미국에서는 한국과 반대로 의학전문대학원으로 진학하는 것이 일반적이다. 즉 대학교에서 주로 과학에 관련된 전공을 마치고 졸업한 뒤, 의과대학원, 수의대학원, 약학대학원, 치과대학원 같은 '대학원'으로 진학하는 것이 보편적이다.

물론 미국에서도 고등학교 졸업과 동시에 바로 6~7년 과정의 의과·치과·약학대학원으로 진학할 수도 있다. 즉, 고등학교 졸업 이후

5~8년 만에 의사가 될 수 있는 대학교/의료대학원 통합 프로그램인 것이다. 이러한 통합 프로그램에 지원했던 친구들의 의견을 물어봤더니, 고등학교에서 통합 프로그램으로 바로 지원을 하는 것이 대학교 졸업 후 전문대학원으로 지원하는 것보다 입학하기가 조금 더 수월하다고 한다. 그만큼 고등학교에서 바로 통합 프로그램에 지원하는 경우가 흔치 않기 때문이다. 이는 통합 프로그램이 아직 널리 알려져 있지 않기 때문이기도 하다.

치과대학원에서 내 동기였던 한 친구는 고등학교 졸업과 동시에 7년 과정의 통합 프로그램에 합격했다. 프로그램 지원 당시 그녀의 SAT 성적과 고등학교 내신성적은 의외로 높은 편은 아니었다. 그 대신 고등학교에서 치어리더 및 마스코트, 학생부의 간부 등으로 활동했다고 한다. 그 친구는 의사인 아버지 덕분에 통합 프로그램 관련 정보를 알게 되었다고 했다. 그 친구의 동생들도 이 코스를 따라 밟고 있다.

하지만 이런 통합 프로그램에 입학했다고 해서 의사로의 진로가 보장되는 것은 아니다. 학과 성적을 어느 선 이상 유지해야 하고, 각 대학원별 입학시험(MCAT, DAT 등)을 정해진 시간에 치러야 하며, 학교에서 요구하는 일정 성적 이상을 받아야 한다. 물론 이들이 유지해야 하는 내신성적과 입시성적은, 대학교를 졸업하고 대학원으로 지원하는 학생들이 얻어야 하는 성적에 비해 조금 수월하게 취득할 수 있는 편이다.

만약 고등학생 때부터 의사가 되기로 마음을 먹었다면 이 통합 프로그램들에 지원해 보라. 1~2년이라도 시간을 절약할 수 있고, 입시의 스트레스까지 단 한 번으로 단축시킬 수 있다. 또 만에 하나 프로그램을 이수하는 도중에 마음이 변한다면, 생물이나 화학 등의 학부 학위만 받고 졸업하는 것도 가능하다.

내 친구 존John은 나와 고등학교 졸업 연도는 같지만, 고등학교 졸업과 동시에 이 통합 프로그램으로 의과대학원에 진학했기에 먼저 의사가 될 수 있었다. 7년제 대학교/의과대학원 통합 프로그램(B.A./M.D. Program)으로 세인트루이스 대학교(St. Louis University)를 졸업한 존은, 경제학 전공에 생물학 부전공으로 대학교 생활을 시작했다.

존에게 이 프로그램에 입학하기 위해 준비해야 할 것들을 물어보자, 존은 고등학교 내신성적이라고 대답했다. 존은 그러면서 우등생들끼리 모인 AP 수업에서 B를 받기보다, 차라리 일반 수업에서 A를 받는 것이 낫다고 했다. 대부분의 학교들은 원서를 심사할 때 숫자로 계산된 전체 성적을 먼저 보기 때문이다. 우리나라에서 '유력한 학군'의 고등학교를 다니면서 낮은 내신성적을 받기보다, 시골 고등학교에서 높은 내신성적을 받는 게 입시에 더 도움이 되듯이 말이다. 그렇지만 좋은 성적을 받을 수 있다는 확신이 있다면, 최대한 많은 AP 수업을 들어야 한다.

대부분의 프로그램들이 내신성적(Grade Point Average, GPA)과 SAT 성적을 보는데, 이들 중에서 굳이 더 중요한 것을 꼽자면 GPA가 조금 더 중요하다. 이 두 개의 성적으로 1차 지원자들을 추려낸 다음, 면접시험을 본다. 학업 성적은 물론 수상 실적이라든가 연구활동 같은 개인적인 활동도 중요하다. 더군다나 이것들은 병원에서 단순한 봉사활동을 했다는 기록보다 더 중요하다.

발표회에서 자신 있게 발표할 수 있을 만한 연구 프로젝트에 참여하는 것도 좋은 방법이다. 큰 규모의 전문적인 연구 발표가 아니라도 좋다. 포스터에 써서 발표할 만한 작은 임상연구 프로젝트 정도도 좋다. 학교에 따라 경쟁률이나 지원자에게 요구하는 메리트가 다르기 때문에 각 학교별 특징을 사전에 알아볼 필요도 있다.

다음은 통합 프로그램에 대해 보다 상세히 존에게 직접 물어본 대화의 전문이다.

나   존, 통합 프로그램만의 메리트로는 뭐가 있을까?

존   만약 자신의 장래희망이 확실하다면, 이 통합 프로그램보다 더 좋은 선택은 없을 거야. 대부분의 6~7년짜리 프로그램들은 8년으로 늘릴 수 있는 옵션이 있어. 그렇게 하면 1년 동안은 다른 나라 학교에 교환학생으로 다녀오거나, 휴학하고 여행을 할 수도 있지. 그러니까 보다 여유롭게 학교를 다닐 수 있다는 장점이 있어. 다시 강조하지만, 이건 본인의 의사가 확고할 때 해야 해. 나는 사실 고등학생 시절이 자신의 장래를 확실히 정하기에는 너무 이르다고 생각하지만 말이야.

나 그렇구나. 통합 프로그램이 일반적인 대학교, 대학원 과정과 다른 점이 있다면?

존 통합 프로그램을 진행하는 대부분의 학교에는 GPA와 MCAT의 하한선이 있어. 일반적으로 과학과 수학에서 3.5(A=4점, B=3점) 이상의 평균을 유지해야 하고, MCAT에서 30점은 받아야 해. 이 점수는 4년제 일반 대학교를 졸업하고 의과대학원을 합격한 학생들의 전국 평균에 비하면 낮은 점수이긴 해. 그래도 노력 없이 쉽게 얻을 수 있는 점수는 아니야.

나 맞아. 주변에 의과대학원을 지원하는 친구들을 보면 '넘기만 하면 되는' MCAT 점수가 아니라, '얻을 수 있는 최고의 점수'를 내야 하니까 부담감이 훨씬 큰 것 같더라고. 그런 면에선 통합 프로그램이 훨씬 더 수월할 것 같아. 혹시 GPA의 경우에 3.5를 유지하지 못한다면, 통합 프로그램을 이수하는 데 지장이 생긴다는 거야?

존 만약 통합 프로그램을 진행하는 동안 이과 GPA를 3.5 이상으로 유지하지 못한다면 문제가 될 수 있어. 엄격한 프로그램이라면 학생들을 통합 프로그램에서 일반 4년제 프로그램으로 쫓아낼 수도 있거든. 그러면 학사 졸업장만 취득하고 졸업한 다음 다른 4년제 의과대학원에 지원하는 방법도 있어.

치과대학원 1학년 당시 룸메이트였던 유대인 친구 레이철Rachel은 내가 다닌 학교에서 임상심리학 박사 과정을 밟은 친구다. 이 친구는 사립학교인 마이애미 대학교(University of Miami)를 졸업했다.

고등학교 성적이 뛰어나 졸업과 동시에 대학교/의과대학원 통합 프로그램으로 쉽게 입학한 레이철은, 마음이 여리고 비위가 약했다. 그래서 해부학 실험을 하던 중 '이 길은 도저히 내 길이 아니다'라고 판단한 뒤, 4년 만에 학사학위만 받고 졸업했다.

그 프로그램을 함께 시작하고 의과대학원을 수료한 친구가 말하기를, 레이철은 학사로 졸업할 때까지 그 학년에서 전 과목 A를 받던 독보적인 학생이었다고 한다. 그러나 의과대학원 수업이 본격적으로 시작될 무렵, 레이철은 진로에 대한 고민을 다시 할 수밖에 없었다. 결국 학부만 졸업한 후 다른 대학원으로 진학해 '피를 보지 않는' 심리학과 의사가 되었다. 현재 레이철은 다시 마이애미 대학교로 돌아가 '박사 후 연구 과정(post-doc)'을 이수하고 있다.

일반적인 의료대학원 입학 과정

미국에서 의사가 되는 가장 일반적인 방법은 대학교 졸업 후 전문대학원에 지원하는 것이다. 고등학교를 졸업할 때까지 장래희망이 확실하지 않고 다채로운 대학 생활을 즐겨보고 싶다면, 일반 대학교에 진학해 다양한 분야를 경험해 보는 것도 좋다.

물론 통합 프로그램에 재학하는 데 비해 대학교 생활 내내 성적을 유지하고 연구도 하고 틈틈이 대외 활동을 하면서, MCAT나 DAT 같은 입학시험도 따로 준비해 고득점을 내야 한다는 부담감이 등 뒤에 붙어 다니기 마련이다. 하지만 아직 학생들은 이 길을 가장 보편적으로 선택하고 있다.

만약 고등학교 졸업 이후 원하는 4년제 대학교로의 입학이 당장 여의치 않다면, 2년제 단과대학을 수료한 뒤 4년제 대학교로 편입하는 것도 나쁘지 않은 선택이다. 학교에 따라 종종 3학년으로의 편입이 1학년 신입생으로 입학하는 것보다 수월한 경우도 있다. 또한 단과대학 학비가 4년제 대학교의 학비에 비해 더 저렴하고, 아무래도 단과대학에서 좋은 성적을 거두기가 상대적으로 조금 더 수월하기에 결과적으로 전체 대학 내신성적을 높일 수 있다.

V. 미국 대학교 생활, 꿈을 저격하라

자연과학 전공자 중 대부분은 의사 지망생

대학교에 원서를 내야 할 때 나는 통합 프로그램에 대해 전혀 몰랐다. 일단 대학교로 진학해서 내가 잘할 수 있는 분야를 전공으로 선택해야겠다는 생각만 하고서 일반 대학교에 지원했다. 그때까지만 해도 당장 코앞에 닥친 대학교 진학에 관한 것 외에 더 큰 미래를 설계할 생각을 못했고, 의사가 되려는 생각이 있었던 것도 아니다.

전공 과를 정할 때 일단 내가 미국인들보다 더 잘할 수 있는 것을 생각해 보았다. 언어를 주무기로 사용하는 전공은 미국인들보다 잘할 자신이 없었고, 그렇다고 어릴 적부터 남다른 예술적 소양이 있는 것도 아니었다. 결국 정형외과 의사이신 아빠의 모습을 보면서 자란 터라 자연히 그에 관련된 과를 찾아보게 된 것이다. 그래서 선택하게 된 과가 생화학이었다. 일반 생물이라든가 화학보다 뭔가 더 '있어' 보이는 것 같았고, '요즘 뜨는 과'라는 사람들의 말도 들었기에 선택한 과였다.

대학교 입학 후 2년 동안은 대부분의 자연과학 전공자들이 이수해야 하는 선수과목들은 동일하다고 보면 된다. 그러니까 3학년 때부터 각각의 전공과목을 조금 더 깊이 있게 공부하기 시작하는 것이다.

1학년 1학기 생물학 첫 수업, 나는 아직도 교수님이 하신 말씀이 생각난다.

"생물학 수업에 오신 여러분들을 환영합니다. 여기에 앉아 있는 모두가 의사가 되겠다는 꿈을 꾸고 있는 것을 압니다. 하지만 통계적으로

그중에 30퍼센트 정도의 학생만이 결국 그 꿈을 이룹니다. 여러분 모두 꿈을 이루기 위해 열심히 하시길 바랍니다."

교수님의 '관심법觀心法' 때문에 학생들은 하나같이 키득거렸다. 대화를 해보니 정말 다들 의료대학원을 지원하기 위해 생물, 화학, 생화학 등을 전공하려고 했다. 교수님이 말씀하신 '30퍼센트'가 어떻게 나온 수치인지는 지금도 모른다. 하지만 한 해 한 해 지나면서 전과하는 학생들, 혹은 전공한 뒤 전혀 다른 분야로 전향하는 과 친구들을 수없이 보면서 '30퍼센트도 많은 건지 모르겠다'는 생각마저 들었다.

첫 학기에 카운슬러를 찾아가 의과대학원에 대해 이것저것 물어보았다. 주변의 친구나 선배 들이 하는 말을 듣는 것도 중요하지만, 수없이 많은 학생들의 진학을 지켜본 카운슬러를 자주 찾아가는 것이 여러모로 유익하다. 여러 명의 카운슬러에게 같은 질문을 해 각기 다른 조언을 받아 보는 것도 좋다.

한 가지 염두해두어야 할 것은 대학교의 전문 카운슬러라고 해서 모든 정보를 갖고 있는 것은 아니라는 점이다. 카운슬러들의 정확성도 역시 여러 번 검증해 볼 필요가 있다. 카운슬러가 어느 정도의 조언과 정보를 제시해 줄 수는 있지만, 그 모든 정보를 맹신하여 낙심하거나 본인의 꿈을 포기할 필요는 없다. 왜냐하면 목표점으로 가는 길은 너무나 다양하고, 개개인의 상황도 천차만별이기 때문이다.

아무것도 몰랐던 새내기 시절에 난 주변 선배들의 말을 너무 곧이곧대로 믿곤 했다. 그때 믿었던 이야기들 중 하나가 학점을 관리하면서 생화학을 전공하면 4년 내에 대학교를 졸업하기가 힘들다는 것이었다. 나는 카운슬러에게 찾아가 순진한 질문을 했다.

"의과대학원을 가기 위해 생화학을 전공한다면, 학점 관리를 잘하면서 4년 안에 졸업하기 힘들다던데 사실인가요?"

코앞에 문제에만 급급하던 나는 대학교에 입학했으니 당연히 4년 안에 졸업하는 것이 가장 큰 목표였다. 사무용 가죽 의자에 다리를 꼬고 앉은 카운셀러는 이 어리숙해보이는 새내기 학생에게 근엄한 말투로 반문을 했다.

"4년 안에 대학교를 졸업하는 대신 의과대학원을 포기하겠어요? 아님 5년 안에 졸업하고 의과대학원을 가겠어요?"

나는 그 말을 진리로 믿었다. 그러나 3년 후, 입학 동기 한 명이 3년 만에 생화학을 전공하고 의과대학원으로 진학하는 것을 내 눈으로 보았다. 고등학교에서 가져온 충분한 AP 학점으로 거의 1년 치 대학 공부를 건너뛸 수 있었다는 것이다. 이로써 나는 카운슬러가 단지 통계적인 이야기를 한 것일 뿐이며, 개개인 모두가 꼭 그 통계에 들라는 법도 없다는 사실을 깨달았다.

나는 카운슬러에게 또 질문했다.

"그럼 저는 미국 시민권이나 영주권이 없는데 의과대학원 진학이 가능한가요?"

내가 다니고 있었던 UCSD에도 의과대학원이 있었는데, 시민권이나 영주권이 없는 학생은 지원조차 할 수 없었기 때문이다. 그분은 또 특유의 반문법으로 대답을 대신했다.

"자격이나 조건이 비슷한 후보들이 여럿 있다고 칩시다. 한 명의 의사를 배출하려면 정부의 무궁무진한 투자가 필요하죠. 당신이라면 그 기회를 자국민에게 주겠어요, 아님 그 비싼 기술을 배워서 자기 나라로 돌아가 버릴 위험이 있는 외국인에게 주겠어요?"

그분의 말이 틀린 것은 아니었지만, 그것 역시 예외 없는 100퍼센트 사실은 아니라는 것을 나중에 알게 됐다. 상담을 한 이후, 나는 의과대학원 진학의 가능성을 리스트에서 지우고, '무슨 일이든 이쪽에 관련된 일을 하게 되겠지'라고 막연히 생각하면서 생화학을 계속 전공하기로 마음먹었다. 어째서인지 그때까지는 '치과'라는 단어조차 떠올려 보지 않았다.

미국 의사가 꿈이라면 전공은 무엇이든 괜찮다

미국 의사를 희망하는 후배들에게서 가장 많이 받는 질문 중 하나가 바로 '대학교 전공을 무엇으로 정해야 하나요?'라는 것이다. 대학교 카운슬러나 의료대학원 입학담당관들에게 물어보면 백이면 백 '무슨 전공이든 상관없다'고 대답할 것이다. 대학에서 미술이나 문학을 전공해도 좋은 성적으로 이수한다면 의사가 되는 데 전혀 문제없는 것이다.

내가 치과대학원을 입학한 후 알게 된 사실이지만, 학교 입장에서는 되도록 다양한 배경을 가진 학생들을 뽑길 원한다. 하지만 대부분의 학생들은 의료대학원에 진학하기 위해 생물이나 화학과 같은 전공을 선택한다. 그런데 이 전공들은 사실 의료대학원에 진학하는 데 가장 '편한' 과이지 대학원에서 '선호하는' 과라고 말하기에는 무리가 있다.

이런 편한 과들은 의료대학원 입시에 필요한 필수과목들을 전부 포함하고 있다. 그래서 학생들이 전공 이외의 과목들을 따로 찾아서 들을 필요가 없다. 반대로 비과학계 전공을 선택한 학생에게는, 전공과목 이외에 별도로 이수해야 하는 과학 수업들이 있다. 그러니 과학 외의 다른 전공을 희망한다면, 1~2 학년 동안 듣는 교양과목을 선택할 때 '교양학점'으로 인정을 받으면서 의료대학원 입시에도 필요한 기초과학 수업을 들으면 시간상 그리 큰 손해를 보지 않을 수 있다.

치과대학원 재학 시절 우리 학년 학생들의 반을 조금 넘는 수가 대학교에서 생물 등 순수 과학을 전공했었고, 그 이외의 학생들이 공대 등 다른 분야의 이과나 문과를 전공했었다. 실제로 치과대학원에서는 과학적 사고나 학습 능력만큼이나 손재주도 중요하다. 그래서 악기를 잘 다루거나 그림을 잘 그리는 등 예술적 재능이 있는 학생들도 환영한다.

치과대학원에서 만난 우등생 친구 스티브Steve는 대학교에서 미술을 전공했다. 졸업 후 몇 년간 밴드에서 베이스 기타리스트로 활동한 뒤, 다시 학교로 돌아가 선수과목들을 이수하고 치과대학원에 진학했다.

UCSD에서 경영학을 전공한 윌Will은 대학교를 졸업하고 몇 년 후 약학대학원으로의 진학을 결심했다. 대학교 시절 기초과학 수업을 전혀 이수하지 않았던 이 친구는, 동네 단과대학에서 입학에 필요한 선수과목들을 이수하고 약학대학원에 합격했다. 물론 그는 대학원 준비를 하는 2년 동안 학업에만 모든 시간을 투자하지도 않았다. 그는 커피숍에서 바리스타로 일을 했고, 자신의 꿈에 따라 연기학원도 다녔다. 자신의 인생을 충분히 살아가면서 입시를 치뤘던 것이다. 윌이 조언하길, 캘리포니아 주 안에 있는 약학대학원을 지원할 경우에는 입학시험인 PCAT를 보지 않아도 된다고 한다. 그렇지만 이는 그만큼 대학교 내신성적이 좋아야 한다는 뜻이기도 하다.

순수 과학에 딱히 취미가 없거나 이미 다른 계열의 전공을 선택했다면, 의료대학원 입시에서 요구하는 선수과목들만 좋은 성적으로 이수하면 된다. 사실 의과, 치과, 약학과 등 의료대학원에서 배우는 과학 수업들은 엄청난 과학적 사고 능력이라든가 창의력이 필요하지는 않기 때문이다.

우연히 접하게 된 나의 꿈, 치과의사

〈유에스 뉴스 앤드 월드 리포트U.S. News and World Report〉는 미국의 권위 있는 언론사다. 이 회사는 특히 해마다 대학교, 대학원, 각 전공 과, 대학 병원 등을 여러 기준에서 분석해 순위를 발표하는 것으로 유명하다. 이 기관에서 발표하는 순위 가운데 '미국의 100대 최고 직업(The

100 Best Jobs)'이 있는데, 2015년에 발표된 순위에서 치과의사가 1위를 차지했다. 물론 그 전에도, 2014년에 IT업계의 직종에 1위를 내어 준 것을 빼면, 수년째 요지부동의 1위를 차지하고 있다. 특히 의료계에서는 그렇다. 물론 수입 면에서 1위라는 뜻은 아니다. 이 조사 내용은 각 직종의 향후 10년간의 전망, 평균 소득, 취업률, 스트레스의 정도, 일과 개인 생활의 밸런스 등을 따져 순위를 정한 것이다. 이렇듯 좋은 직종을 나는 정말 우연히 접했다.

대학교 3학년 초무렵이었다. 친구 리사Lisa가 접수 업무 아르바이트를 하던 한인 치과에서 일할 사람을 급히 찾는다고 했다. 진료실에서 선생님을 보조하는 어시스턴트가 갑자기 그만뒀기 때문이었다. 사실 대학교 생활을 하면서 그 흔한 아르바이트나 인턴십 한 번 하지 않았던 것이 마음에 걸렸던 나는, 잘됐다 싶어 덥석 그 일을 잡았다. 어느 대학원에 지원하든 과외활동 경력이 다양할수록 좋은데, 대학교 생활 첫 2년 내내 나는 이렇다 할 경력이 없었다. 또한 주변에서 치과 전공을 희망하는 친구조차 없었던지라, 이참에 한번 알아보자는 마음도 있었다.

치과에 대한 기초 지식이 전혀 없었던 터라 첫 달에는 많이 헤맬 수밖에 없었다. 그렇지만 나는 어시스턴트 선배와 선생님이 가르쳐 주시는 것을 빨리 익혀 나갔다. 나는 '선생님의 입장에서라면 이렇게 어시스트해 드리는 것이 좋겠다'라는 식으로 생각하면서 임했다. 그렇게 일하기 시작하자 자연스레 의사의 시각으로 모든 치료 과정을 볼 수 있었다. 그래서 점점 선생님이 원하시는 것을 한 단계 먼저 생각해 도와드릴 수 있게 되었다. 선생님은 "너 정말 일 잘한다"며 흡족해 하셨다. 하지만 치과에서 인턴쉽을 한다고 하면 내가 만나는 사람들 중 대부분이 대번에 인상을 썼다. "치과는 내가 제일 싫어하는 곳 중에 하나"라고 대답하면서 말이다. 그러고 보니 나는 어렸을 때에도 다른 아이들과 달리 치과에 가는 것을 그렇게 싫어하지 않았다. 입 전체에 고통이 따르는 치료를 좋아하는 건 아니지만, *깨끗한 치아를 만들 생각에 살짝 들뜨곤 했다.* 소독약 냄새 같은 특유의 치과 냄새도 왠지 상쾌했다. 그러다 보니 치과에서 일하면서 내가 '특별히 좋아하는' 치료 종목까지 생겼다. 나중에 치과대학원에서 만난 친구들 중에도 나같이 어린 시절에 설레는 마음으로 치과를 가곤 했다는 친구들을 꽤 보았다.

'바로 이거다!'

어느 순간 이 말이 번뜩 스쳤다. 새로운 분야를 조금 경험해 보려고 우연히 시작한 인턴쉽으로 적성에 맞는 꿈을 찾은 것이다. 더군다나 치과대학원은 의과대학원에 비해 유학생들의 입학도 훨씬 더 수월하다니, 더 생각할 필요도 없었다.

지금 생각해보면 리사가 그때 도움을 요청하지 않았다면 어떻게 됐을지 아찔하기도 하고, 왜 치과는 생각조차 해보지 않았는지 신기하기도 하다. 아마도 가족이나 친척 중에 치과의사가 단 한 명도 없었기 때문일 것이다. 그래서 어릴 때부터 다양한 것들을 많이 보고, 듣고, 경험해보는 것이 중요하다는 거 아니겠는가.

정신이 번쩍 들게 한 '불합격'

보통 한국 학생들은 고등학교 3학년 때까지 인생을 바쳐 공부하고, 대학교에 입학하는 순간에 해방을 만끽한다. 물론 대학교에 들어가서도 고등학교의 연장선처럼 공부해야 하는 과도 있고, 학년이 올라가면서 취업 준비로 또 다시 머리를 싸매야 한다.

나는 아직도 한국 고등학교 재학 시절, 스쿨버스를 기다리면서부터 버스 의자에 앉는 순간까지 요점 정리 노트에 코를 박은 채로 더듬더듬 버스에 올라타던 고3 선배들의 안쓰러운 모습들이 기억난다. 하지만 일반적으로 대학교 입학과 동시에 고등학생들은 그동안 상상조차 할 수 없었던 취미활동이며 연애 등 금기시되었던 모든 것들을 허용받는다.

나는 미국에서 남은 고등학생 시절을 보낸 덕분에 한국 고등학생들이 겪는 입시난의 반도 겪지 않았다고 생각한다. 고작해야 '유학생 신분'이다 보니 감내해야 했던 대학 입학 문제 정도였을라나. 하지만 나도 한국인이다 보니 '대학교에 입학한 뒤에는 맘 편히 놀아도 된다'고 생각했다. 공부에 뜻이 있는 미국의 학생들은 오히려 대학생 때부터 본격적으로 열심히 하는 데 말이다. 하지만 비교적 쉬운 기초 이과수업과 교양수업이 전부였던 대학교 1학년 때 나는 열심히 공부하지 않아도 좋은 성적을 받을 수 있었다. 그러다 보니 점점 태만해졌다.

2학년을 마친 뒤 받은 성적표를 보니, 당연히 평균 학점이 1학년 때보다 조금 내려가 있었다. 하지만 '이 정도는 치과대학원에 충분히 합격할 수 있는 성적이고, 아직 2년이라는 시간이 있으니 만회할 수 있다'고 여겼기에 여전히 느긋했다.

하지만 3학년 전공 수업부터는 시험용 밤샘 벼락치기 공부가 통하지 않는다는 것을 깨닫기 시작했다. 1~2학년 때부터 탄탄하게 다져진 기초 없이는 A학점이 불가능하다는 것을 알게 된 것이다. 그렇지만 그때까지도 현실을 받아들이지 못했다. 나에게는 항상 '쉽게 쉽게', '어찌하다보니'와 같은 마음가짐이 자리했던 것 같다. 지방에서 서울에 있는 외고를 합격한 것과, 미국에서 희망했던 주립 대학교에 합격하는 운이 따랐기 때문이기도 했다. 치과대학원 입학시험인 DAT에서도 그럭저럭 '합격자 평균' 정도의 점수를 받았었다. 그래서 내신성적이 별로였는데도 '이번에도 그럭저럭 대학원에 합격하겠지'라고 내심 기대하고 있었다.

4학년 졸업을 즈음하여 나는 현저하게 낮아진 내신성적을 받았다. 그래도 막연히 '이번에도 되겠지' 하는 생각으로 이곳저곳의 치과대학원에 지원했다. 결국 단 한 학교에서 면접을 볼 수 있었고, 그마저도 불합격했다. 그제야 정신이 번쩍 들었다. 대충대충 운과 우연에 묻어간다며 좋아했더니, 결국 제대로 걸린 것이다.

하지만 나는 치과대학원에 입학하기 전에 이런 사실을 깨달았으니 천만다행이었다고 생각한다. 치과대학원에 들어가서도 운과 우연에 묻어가려 했다면 결과는 좋지 않았을 테니 말이다.

각설하고, 이렇게 된 이상 저조한 대학교 내신성적을 보완하기 위해 2년 과정의 프로그램을 1년으로 압축한 고속 석사 프로그램을 이수하게 되었다. 그 덕에 마치 한국의 고3 수험생과도 같은 생활을 해야 했다. 이 고속 석사 프로그램에 대해서는 뒤에서 자세히 설명하겠다.

VI. 미국 의료대학원 준비의 모든 것

미국 시민권이 없나요? 그럼 이 글을 읽으세요!

한국사람들과 이야기를 나누다 보면 의과대학원과 치과대학원 사이의 경계를 뚜렷하게 두지 않는다는 점을 느낀다. 하지만 내가 진학한 학교는 치의학전문대학원이고, 이는 의학전문대학원과는 다르다. 이처럼 검안전문대학원, 수의학전문대학원 등 각 과마다 진학하는 학교는 전혀 다르다.

지원 자격도 과마다 조금씩 다른데, 유독 의과전문대학원은 미국 시민권이나 영주권이 없다면 입학하기가 힘든 편이다. 내 주변에도 의과대학원에 지원하려고 대학 재학 도중 일찌감치 미국 시민권자인 애인과 결혼한 친구도 있다. 또한 대부분의 의과대학원들이 시민권자와 영주권자를 동일하게 취급하고 있지만, '영주권만으로는 부족하지 않을까?' 하는 염려 탓에 시민권까지 획득한 다음에야 의과대학원에 지원한 사람도 보았다. 즉, 유학생이 미국의 의과대학원에 진학하는 것은 이만큼 힘들다. 미국 의과대학원 입학 규정은 각 학교별로 쉽게 찾을 수 있다.

미국 내 약 140여 개의 M.D.(Doctor of medicine) 의과대학원 가운데 60여 개 의과대학원이 유학생들의 입학을 허가한다고 공시하고 있다. 그러나 입학을 허가하는 의과대학원에 합격하는 것도 만만치 않아 보인다. 내가 학부생으로 졸업한 UCSD의 의과대학원 유학생 입학 전형 설명란에는 '입학 불가(None are admitted)'라는 차가운 한 문장만 덩그러니 써 있다. UCLA의 경우 '가능'이라고 써 있기는 했다. 하지만 하단에 '유학생은 평균 4~5년에 한 명꼴로 입학한다'고 써 있다. 대학교 1학년 재학 당시 카운슬러와 의과대학원에 대해 상담했을 때, 그 카운슬러도 UCLA의 예를 들면서 유학생은 어쩌다 몇 해만에 합격한다고 말했다. 더군다나 '일반 합격자들을 월등히 뛰어넘는 전무후무한 기록을 갖고 있을 경우에 한해서'라는 말까지 덧붙였다. 그런 유학생들조차도 사실 영어권 국가의 국민이거나, 미국과 이웃한 캐나다에서 온 학생들이 대부분이라고 한다. 한마디로 제도상으로는 가능하지만, 현실적으로는 불가능에 가깝다는 얘기다.

2002년 미스코리아 진 출신 금나나 씨의 경우도 그러했다. 금나나 씨는 하버드 대학교에서 생화학을 전공하면서 우수한 성적을 거두었다. 그래서 상위권 학생들에게만 지급하는 장학금과 모범상을 받았다. 그런 그녀도 의과대학원 진학을 거절당했다. 그녀가 2008년 한 신문사와 했던 인터뷰 내용을 본 적이 있다.

"꼬박 30일 동안 기숙사에 갇힌 채 26개 의과대학원이 요청한 에세이를 70여 개나 썼어요. 그러나 제게 면접 기회라도 준 곳은 단 다섯 곳. 그런데 이들로부터마저 면접 이후 불합격 통지서가 날아왔죠."

금나나 씨가 콜럼비아 대학원에서 영양학 석사 학위를 취득한 뒤, 하버드 보건대학원에서 박사 학위를 이수하고 있다는 뉴스를 접했을 때 참 반가웠다. 그녀가 보건 분야의 박사님으로서 훌륭한 업적을 이룸으로써, 그녀를 놓친 의과대학원들이 다시 한번 유학생들에 대해 생각해보기를 바란다.

나는 15년간 유학 생활을 하면서 한국 국적으로 의과대학원에 입학한 사례를 직접 본 적이 단 한 번도 없다. 그러나 통계상 0퍼센트는 아닐 것이라고 생각했다. 수소문 끝에 한국 국적으로 미국 내 M.D.를 수여하는 의과대학원 진학에 성공한 분을 찾아서 인터뷰를 할 수 있었다. 이하는 현재 미국에서 내과의 레지던트 과정을 밟고 있는 C군과 나눈 대화다.

　나　한국 국적자로서 F-1(유학 비자)을 받아 의과대학원에 진학하셨나요?

　C군　네.

　나　미국에는 언제 오셨죠? 학창 시절에 대해 간략히 설명해 주시겠어요?

　C군　초등학교 3학년 때 아버지가 교환 교수로 연수를 가시며 J-2(교환 교수의 가족 비자)로 미국에 입국했습니다. 한국과 미국을 오가며 초등학교와 중학교 시절을 보냈고요. 고등학생 때부턴 쭉 미국에서 자랐죠. 대학교와 의과대학원은 F-1을 받아 진학했고요.

　나　시민권이나 영주권이 없으면 미국 M.D. 의과대학원에 들어가기가 아주 힘들다고 알고 있어요. 외국인으로서 어떤 제한이 있었죠?

C군　일단 각 대학원마다 공식적으로는 '유학생 입학을 수적으로 제한하는 제도(International Student Quota)'가 있어요. UC 같은 공립 계열은 UCSD처럼 유학생을 아예 안 받기도 하고요. UCLA처럼 4~5년에 한 명꼴로 받기도 해요. 제가 진학한 뉴욕 주립 대학원(SUNY Upstate)처럼 5퍼센트 정도 되는 곳도 있어요. 수치상으로만 볼 때 미국 시민권자나 영주권자보다 대략 20배 이상 들어가기 어렵다고 할 수 있죠.

나　외국 학생을 받아주는 학교는 실제로 미국에 있는 의과대학원 중 몇 개나 되나요? 또 본인은 몇 군데에 지원하셨고, 최종적으로 몇 군데에서 면접을 보셨는지요?

C군　아까 말씀드렸듯이 '유학생 입학을 수적으로 제한하는 제도'에 의해 결정되었지요. 이 제한은 미국의과대학협회(Association of American Medical colleges, AAMC)에서 나오는 의과대학원 입학 자격 조건(Medical School Admission Requirements, MSAR)에 나와 있어요. 이 수치가 1퍼센트 이상인 곳은 생각보다 많지 않았던 걸로 기억합니다. 그리고 저는 대략 30~40개 학교에 지원했고, 그중 8개 학교에서 면접을 봤지요.

나　이쯤에서 C군의 GPA 점수가 궁금하네요. 또 제 친구에게 듣기
론 엄청난 MCAT 점수를 받으셨다던데, MCAT 성적과 백분위수를
공개해주실 수 있으실까요?

C군　학부인 UC 버클리UC Berkeley의 GPA는 3.85점, MCAT는 41점
을 받았어요. 자세히 설명하면 영어(Verbal Reasoning) 13점, 생물학
(Biological Science) 14점, 물리학(Physical sciences) 14점을 각각 받
았고요. MCAT 백분위수는 99.9퍼센트였습니다.

나　성적이 정말 좋으셨네요. 혹시 외국인으로서 미국 의과대학원
에 들어가기 위해 성적 말고 특별히 따로 준비하신 것은 없나요?

C군　대학생 때 통계와 생물을 전공한 경험으로 통계학자(Statis-
tician) 및 논문 에디터(Manuscript editor)로 연구진에 들어가게 되었
어요. 이 덕분에 의과대학원에 지원하기 전에 이미 여덟 편 정도의
논문에 공저자로 참여할 수 있었죠. 이외에 대학교 시절 3년 동안 근
처 병원에서 봉사활동을 했고, 튜터링과 멘토링 프로그램(tutoring
& mentoring program)도 운영했어요.

나　혹시 의과대학원을 졸업한 후 전문의를 지원할 당시 외국인이
라는 이유로 제한을 당한 것이 있었나요?

C군　의과대학원을 지원할 때와 마찬가지로, 각 프로그램에 지원할 때마다 J-1(교환 교수 비자 및 인턴쉽 비자) 또는 H-1B(취업 비자)를 지원해 주는지 확인해야 합니다. 보통 미국 시민권자나 영주권자는 아니더라도 미국에서 의과대학원을 졸업했다면 제한을 상대적으로 적게 받는 편이에요. 물론 과마다 다르겠지만, 제가 선택한 내과(Internal medicine) 같은 경우 비자 지원을 해주지 않는 프로그램은 소수였거든요. 다만 신경외과 수술(Neurosurgery)이나 피부과(Dermatology)와 같이 치열한 과를 선택한다면 아마 아주 많은 제한을 받겠지요.

C군은 초등학교 3학년 때부터 한국과 미국을 오갔기 때문에 영어를 한국어처럼 구사했다. 그는 입학시험인 MCAT에서 99.9퍼센트의 백분위수, 즉 MCAT 시험을 본 1,000명 중 1등이라고 해석할 수 있는 성적을 받았다. 2014년 통계에 따르면 응시자들 중 0.2퍼센트 정도가 이런 점수를 냈다고 한다. 또한 대학생의 신분으로 박사님들의 연구 논문에 공저자로서 이름을 올리기도 쉽지 않지만, C군은 무려 여덟 편이나 이름을 올렸다. 그 외에도 봉사활동이나 과외활동 역시 게을리하지 않고 모든 분야에서 두각을 나타냈다.

잘 알려져 있듯이 미국 대학교에서는 학업 성적 외에도 여러 과외활동들을 아주 중요시한다. 그래서 목표를 달성하기 위해 꾸준히 노력한 흔적도 보여 주지 않고서 번듯한 성적만을 내밀었다가는 오히려 더 냉대를 받을 수도 있다. C군은 다방면에서 최선을 다하면서 최고가 되었고, 결국 '낙타가 바늘구멍으로 들어간다'는 말을 실현시킨 것이다. 한 가지 아쉬운 것은 미국의 의과대학원을 졸업하고도 시민권이 없어서 전문의 과 선택에 제약이 있다는 것이다.

미국에서 '시민권'이라는 것 때문에 시시때때로 장벽에 부딪히면서, 한국에 사는 외국인들의 심정을 이해할 수 있을 것 같다. 남들은 '태어날 때부터 미국인'이라는 이유로 거의 공짜로 다니거나 생활비를 지원받으며 다니는 공립학교를 나는 사립학교의 학비를 내면서 다녔다(여기까지는 '미국 정부에 세금을 낸 적이 없는 유학생의 의무'라고 이해하기는 한다). 또한 지원할 대학원을 선정하는 것은 물론, 졸업 후에 수련병원을 선정할 때에도 나는 제약을 받았다.

내가 이에 불만을 토로할 때마다 나를 도와주던 교수님들과 친구들은 결국 "그냥 시민권자랑 빨리 결혼해"라고 했다. 그만큼 미국 정부는 자국민들에게는 최대한의 이익을 주면서, 외국인들로부터는 최대한의 이익을 창출하려는 정책을 요리조리 꼼꼼하게도 만들어 놓았다. 하긴 대학생 시절의 카운슬러 말씀대로 유학생은 "결국 졸업하면 자기 나라로 가서 미국에서 배운 지식을 쓸 사람"일 가능성이 있으니 말이다.

그러다 보니 미국에서 지내며 문서를 통해 자주 보게 되는 구절은 'U.S. citizens and permanent residents only…(미국 시민권자나 영주권자에 한해…)'이다. 내 주변사람들은 내가 이러한 규정 사항을 얼마나 징글징글해 하는지 잘 안다. 만약 의과대학원 진학이라는 목표가 절대적이지 않다면, 다른 의료대학원을 선택하는 것도 고려해 보기 바란다.

'의료대학원 진학'의 기본은 성적이다

안타깝고 슬프지만 솔직하게 이야기하자면, 의료대학원 입시에서 가장 중요한 것은 장래 희망에 대한 열정도, 훌륭한 인성도 아닌, 수많은 지원자들을 객관적인 잣대로 판단할 수 있는 '성적'이다. 각 대학원들은 원서들을 해마다 몇 천 개씩 받는다. 그렇기 때문에 지원자들을 추려내는 기준은 아무래도 숫자로 나타나는 대학교 내신성적과 입학시험 점수다. 그러므로 이 두 점수가 가급적 높게 나오도록 열심히 공부해야 한다.

물론 자신에게 맞는 공부 스타일은 개인마다 다르니, 나를 비롯한 그 누구도 절대적인 공부 방법을 설명할 수는 없다. 무엇보다 자신의 강점과 약점은 아마도 본인이 가장 잘 알고 있을 것이다. 일단 내 공부 스타일은 성실함과는 거리가 멀어서 매 기말고사 때마다 벼락치기를 해야 했다. 좋든 싫든 말이다. 그렇기 때문에 공부를 잘하는 방법보다는 성적 관리에 대한 조언들을 위주로 이야기를 하겠다. 이는 나와 같이 지극히 평범하고 일반적인 학생들을 위한 방법이다.

거북이식 교과서 읽기

성적 관리를 위한 공부 방법을 가진 한 대학교 선배를 소개하겠다. 이 선배는 내가 존경하는 사람으로서, 나보다 1학년 앞선 같은 과 선배였다. 그는 시험 기간이 아니더라도 거의 매일 도서관에 들러 1~2시간씩 교과서를 읽었다. 알다시피 대학교 교과서는 대개 백과사전처럼 두껍다. 나는 그 두꺼운 교과서를 과연 누가 다 읽어 볼까 생각하면서, 마치 수험생처럼 요점정리집이나 문제집 위주의 얇은 공부만 했다. 교과서는 이해하기 어려운 부분이 나타났을 때에만 들춰 봤다.

하지만 그 선배는 매일 그 두껍고 무거운 교과서들을 조금씩 읽더니, 학기말쯤에는 결국 다 읽었다. 나도 선배를 따라 교과서를 읽기 시작했지만 진도가 잘 나가지 않았다. 나는 읽는 속도가 느려서 힘들다고 선배에게 푸념했다. 그 선배는 본인도 처음에 읽을 때는 느렸지만 두 번, 세 번 읽을수록 더 빨라지는 것을 느낄 수 있었다고 한다.

1시간 남짓 주어진 짧은 수업 시간 동안 교수님들은 중요하다고 생각하시는 내용 위주로 설명한다. 따라서 전체적인 큰 그림을 이해하려면 본인 스스로 교과서를 읽는 것이 가장 좋다. 사실 교과서야말로 많은 전문가들의 검증을 거친, 가장 조리 있고 쉽게 설명된 학습 자료니까 말이다.

내가 모르는 부분을 질문할 때마다 이 선배는 항상 이와 같은 방식으로 대답했다.

"《화학1》에 지금 여기 《생화학》에 나오는 내용의 기초가 있어."

그러면서 선배는 내게 그 내용의 배경이 되는 기초 지식까지 설명해주었다. 나는 이렇듯 전에 배운 수업 내용과 연결지어 설명하는 그 선배가 참 대단하다고 생각했다.

학기가 지나고 해가 지나면서, 얄팍한 시험용 공부와 기초가 탄탄한 정직한 지식의 차이가 확연히 벌어지는 것을 느꼈다. 치과대학원에 들어간 후에도 공부를 잘했던 친구들은, 치과대학원에서 배운 것을 대학교에서 쌓은 탄탄한 기초 지식과 연결지어 이해하곤 했다. 타고난 천재가 아닌 이상 정직하고 무식한 거북이식 공부법을 이길 토끼는 단 한 마리도 없다.

쉬운 수업 위주로 필수과목만 채우기

앞서 존이 충고한 것처럼 '어려운 수업에서 좋지 못한 성적을 받는 것'보다, '쉬운 수업에서 더 좋은 성적을 받는 것'이 더 현명하다. 하지만 나는 과목을 정할 때 많은 실수를 했다.

의료계 전문대학원으로 진학하기 위해 대학교에서 이수해야 하는 과목들은 대부분 비슷하다. 수학, 생물, 화학, 물리가 필수이고, 한두 개의 생화학 수업이 추천 사항이다. 생화학을 전공하기 위해 이수해야 하는 수업들도 선택할 수 있었는데, 이때 나는 무조건 어려운 수업들을 선택하는 실수를 했다. 예를 들어 생화학을 전공하려면 물리1, 물리2, 물리3을 들어야 했다. 그런데 우리 학교의 물리 수업은 이 세 물리과목들이 세 가지 종류로 나뉘어 있었다. '비과학 전공자를 위한 물리', '과학 전공자를 위한 물리', 그리고 '공대 물리' 말이다. 나는 대학원에 지원할 때 '아무래도 공대 물리를 이수하면 좀 더 높게 평가받겠지' 하는 생각에 한 치의 망설임 없이 공대 물리를 신청했다. 거기서 공대 학생들을 상대로(물리2에서는 반에서 혼자 여자였다) 공부를 해야 했는데, 내가 노력한 만큼의 결과는 얻지 못했다.

실제로는 중간 단계인 '과학 전공자들이 듣는 물리'를 들으면서 좋은 성적을 받는 것이 훨씬 더 낫다. 실제로 각 대학교들의 수업 번호나 수업 제목은 학교마다 다르다. 예를 들면 UCSD의 물리학(Physics 2B)이 다른 대학교의 물리학(Physics 102)일 수도 있다. 그렇기 때문에 대학원 입장에서는 이러한 수업의 차이점을 자세히 알아보지 않는 한 알 수가 없다. 물론 앞서 말했듯이 몇천 개의 원서를 심사해야 하는 의료대학원 입장에서 가장 처음 따지는 것은 평균 학점이지, 대학교 2학년 2학기에 들은 수학이 '일반 수학'인지 공대나 수학 전공자들이 듣는 '응용 수학'인지 여부는 아닐 것이다. 그러니 '좀 더 인정을 받고 싶다'는 마음에 더 어려운 전공이나 수업을 선택하기보다는 자신의 흥미와 능력, 필요 위주로 요령껏 선택하는 것이 좋다. 결국 의료대학원 입시에서는 숫자로 기록된 '성적'으로 가장 먼저 평가를 받으니 말이다.

전 과목 GPA와 이과 과목 GPA

의료대학원 원서를 쓸 때에는 대학교 GPA(내신성적)를 두 가지 방식으로 계산한다. 전 과목 GPA와 이과 과목 GPA가 그것이다. 대부분의 지원자들은 전 과목 GPA가 이과 과목 GPA보다 높다. 아무래도 전공인 과학 과목들이 어렵다 보니, 비교적 쉬운 교양과목들을 포함하는 전 과목 GPA가 높을 수밖에 없는 듯하다.

다시 한 번 강조하지만, 의료대학원 입시담당관들이 가장 먼저 보는 것은 성적이다. 그러므로 대학교에서 교양과목을 선택할 때 최대한 높은 성적을 받을 수 있는 수업들을 위주로 듣는 것이 좋다. 배우고 싶은 교양 수업을 다양하게 많이 들으면서 성적까지 관리할 수 있다면 물론 그것이 최선이겠지만 말이다.

나중에 진로를 바꿔 전혀 다른 계통의 대학원에 지원하거나 구직 활동을 하게 되더라도 높은 GPA는 도움이 된다. 특히 로스쿨에서는 전공에 관계 없이 GPA와 입학시험인 LSAT 점수를 보기 때문에, GPA는 무조건 높게 받을수록 좋다.

각 대학원별 입학시험 정보

의료전문대학원 입시에서 대학교 내신성적과 함께 중요한 성적이 바로 입학시험 성적이다. 대학원 입학시험은 대학원의 성격마다 각각 다르다. 의과대학원은 MCAT(Medical College Admission Test), 치과대학원은 DAT(Dental Admission Test), 검안대학원은 OAT(Optometry Admission Test), 약학대학원은 PCAT(Pharmacy College Admission Test), 수의학대학원은 GRE(Graduate Record Examination)나 MCAT를 주로 보는 식이다.

한국의 수학능력시험은 1년에 단 한 번 모든 학생들이 동시에 시험을 보는 식이지만, 이 의료전문대학원 입학시험 일정은 훨씬 더 융통성이 있다. MCAT의 경우 시험 센터 측이 정하는 시험 날짜가 한 달에 여러 번이기 때문에 수험생이 원하는 날, 원하는 장소에 등록해서 시험을 볼 수 있다. DAT의 경우는 시험이 거의 매일 있어서 자신에게 편한 날을 택해 시험을 볼 수 있다. 이 모든 시험은 시험지와 답안지 같은 게 아닌, 컴퓨터로 진행된다.

시험마다 구성 과목들이 조금씩 다르지만, 기본이 되는 것은 영어, 수학, 생물, 일반화학, 유기화학이다. 그 외에 MCAT에는 물리 과목이 있고, DAT에는 물리 대신 도형을 이용해 3D 투시 능력(Perceptual Ability)을 시험하는 과목이 있다.

시험을 볼 수 있는 횟수는 시험별로 다르다. DAT의 경우 세 번까지는 아무 제재 없이 개인적으로 등록해서 볼 수 있으며, 세 번 이후부터는 미국치과협회(American Dental Association, ADA)로부터 특별 허락을 받아야 한다. 그리고 재시험은 그 전 시험을 본 후 적어도 90일 이상을 기다려야 볼 수 있다.

성적의 유효기간은 지원하는 학교마다 다르지만, 일반적으로 2~3년 내에 얻은 점수를 인정해준다. 그리고 높은 점수만 골라서 학교에 보낼 수 있는 것이 아니라, 역대 성적이 전부 보내지는 식이다. 그렇기 때문에 시험 후 만족할 만한 점수를 얻었다면 더 이상 보지 않는 편이 좋다. 혹시나 다시 본 시험에서 점수가 내려가면 악영향을 받을 뿐이다. 그리고 드문 케이스를 제외하면 두 번, 세 번을 보더라도 결과는 비슷하다고 입학담당관이 말했었다. 그러니 여름방학이나 겨울방학 등 자신이 두어 달 동안 집중할 수 있는 시간을 확보한 뒤, 단시간에 확실히 공부한 다음 치르는 것이 좋다. 문제에 자주 이용되는 공식과 암기해야만 하는 문제 유형들이 꽤 있기 때문이다.

시험을 끝내놓고 입시 원서를 쓰는 것이 순서라고 생각하셨시만, 개인적인 일정이 여의치 않다면 입시 원서를 먼저 제출한 뒤에 시험을 보는 것도 가능하다. 미국의 의료대학원 입시 원서는 선착순으로 심사된다. 그렇기 때문에 마감일이 한참 남았거나 입학시험을 아직 치르지 않았더라도 원서 접수 시작일 즈음에 접수시키는 것이 유리하다. 그렇지만 원서 제출 후에도 학교에 보내야 하는 자질구레한 서류가 많다. 그런 것이 신경 쓰인다면 미리 시험을 마쳐 놓고 원서를 쓰는 것이 심리적인 면에서 더 좋을 수도 있다.

동아리 활동 100퍼센트 이용법

대학원 입시에 관해 가장 폭넓은 정보와 기회를 얻을 수 있는 곳은 대학교 안에 있는 대학원 진학 동아리다. 나는 UCSD에서 치과 지망 모임(Pre-dental society)이라는 동아리에 들었다.

의예과 지망 모임(Pre-medicine), 검안과 지망 모임(Pre-optometry)

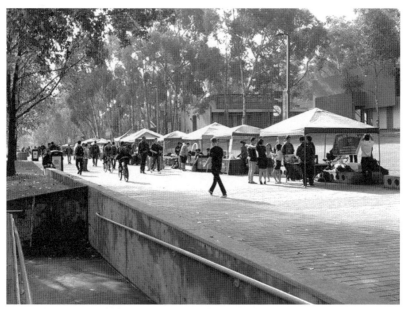
치과 지망 모임 동아리에서 모금운동을 자주했던 캠퍼스 내 광장

등 동아리는 각 과별로 있다. 만약 학교에 본인이 관심 있는 분야의 동아리가 아직 없다면 본인이 창시자가 될 수도 있다. 실제로 영양학에 관심이 있던 어느 후배는 뜻이 맞는 친구 몇 명과 학교 안에 영양학 동아리를 개설했다. 동아리의 창시자가 되는 것도 자신의 이력과 리더쉽을 쌓는 데 좋은 기회가 된다.

진학 동아리에서 주최하는 활동에 참여하다보면 입시 원서를 작성할 때 쓸거리들이 넘쳐날 것이다. 원서에는 봉사활동과 같은 학업 외 기타 활동사항도 기입해야 하는데, 이런 동아리에 들면 무의촌 진료봉사, 빈민층을 위한 무료 보건소 운영비 모금운동 등 다양한 이벤트에 참여할 기회가 주어지기 때문이다.

나는 대학교 3학년 때부터 치과 지망 모임의 멤버였지만 동아리 내에 친한 친구가 없었다. 이 때문에 일주일에 한 번 있던 동아리 모임에 혼자 가서 맨 뒷자리에 앉아 있다가 제일 먼저 나와 버리곤 했다. 대학교 생활에서 후회되는 것 중 하나가 동아리 활동에 적극적으로 참여하지 않았던 것이다. 동아리 안에서 친구도 만들고, 직책도 맡으면서 활발하게 활동했다면 동아리 모임이 그 자체로 더 즐거웠을 텐데 말이다. 이왕 하는 거라면 나처럼 원서에 노출시키려는 얄팍한 목적보다는, 나중에 후회하지 않도록 의미를 찾으면서 하기를 권한다.

이러한 동아리의 지도교수들은 치과계에 관련된 사람일 경우가 많다. 나도 치과대학원 면접을 다니면서 뒤늦게 우리 동아리의 지도교수님이 꽤 영향력이 있으신 분이라는 사실을 알게 되었다. 몇몇 치과대학원에서 면접을 볼 때, 내 원서를 본 면접관들이 UCSD 치과 지망 모임의 담당자 실버스틴Silverstein 교수님은 잘 계시냐고 안부를 묻곤 했기 때문이다. 동아리 활동을 적극적으로 안 해서 지도교수님과 개인적인 친분이 없었던 나는 얼버무릴 수밖에 없었다.

생각해보면 실버스틴 교수님과 각 치과대학원의 입학담당관들이 사이가 좋을 수 밖에 없는 이유가 있다. 이 동아리의 궁극적인 목표는 최대한 많은 학생들을 치과대학원으로 진학시키는 것이다. 그렇기 때문에 실버스틴 교수님은 각 치과대학원의 입학담당관들을 동아리 모임으로 초대해 그 학교의 입학 전형을 설명하게끔 했다. 이렇게 해서 실버스틴 교수님이 관리하는 동아리의 학생들이 치과대학원으로 진학한다면, 실버스틴 교수님은 제자들을 잘 이끌었다는 개인적인 보람과 만족감을 가질 수 있다. 아울러 대학교로부터도 그 공로를 인정받을 것이다.

실버스틴 교수님은 입학설명회를 위해 샌디에이고를 방문하는 각 치과대학원의 입학담당관를 공항에서 픽업해 호텔까지 차로 모실 자원자를 동아리에서 찾았다. 또한 입학설명회 이후 원하는 학생들이 입학담당관과 함께 저녁식사를 할 기회도 만들어 주었다. 이런 좋은 기회들을 영어에 자신이 없었던 소심한 나는 모두 흘려보내 버렸다. 물론 그런 활동들이 합격의 여부를 직접 결정짓는 요인은 아닐 것이다. 하지만 면접관과 이런저런 이야기를 나눌 수 있을 만한 개인적인 끈이 하나 정도 더 존재한다는 것은 플러스 요인이 될 것이다.

동아리 시절에 참석했던 주간 모임의 초대 강연자셨던 UCLA의 치과 과장님을 6년 뒤 레지던트 면접에서 다시 뵀었다. 나는 그 과장님께 UCSD 치과 지망 모임이 주최한 '병원 치과 진료(Hospital dentistry)'에 관한 강연에 참석했었다고 말했다. 그러자 그 교수님은 로스앤젤레스와 샌디에이고의 가까운 거리에도 불구하고, 여태 딱 한 번 샌디에이고에서 강연을 하셨다고 했다. 그리고 그 강연에 내가 있었던 것이다.

치과대학원에 원서를 내기 시작한 대학교 4학년 무렵, 나는 여쭤볼 용기조차 없었지만 동아리 임원들이나 적극적으로 활동했던 학생들은 아마 모두 실버스틴 교수님에게서 추천서를 받았을 것이다. 이렇듯 동아리 활동은 의료대학원 진학을 위한 필수사항은 아니지만, 인맥 생성과 입시에 관한 많은 정보 및 관련 활동들을 제공받을 수 있다는 점에서 꽤 중요하다.

마지막으로 이런 진학 동아리 외에도 일반적인 취미활동을 장려하는 동아리 활동 역시 다채로운 대학교 생활을 제공할 것이다. 아무래도 의료대학원 입상에서는 공부만 하는 공붓벌레보다, 취미생활도 열심히 하는 정신이 건강한 학생들을 선호하기 때문이다.

연구소 일, 진정성을 담아야

대학교에서 학생들을 가르치기만 하는 교수님들도 있지만, 분야에 따라 본인의 연구를 주된 목적으로 하면서 파트타임으로 수업을 하시는 교수님들도 있다. 즉, 그 대학교에서 연구 활동을 할 수 있도록 보장받는 대신, 일정 시간 학생들을 가르쳐야 하는 의무가 있는 것이다. 이 교수님들은 보통 같은 분야를 전공하는 대학원생들과 함께 연구를 하시는데, 간간이 대학생들에게도 참여 기회를 제공한다.

어느 의료전문대학원을 지원하든, 대학교 생활 중에 연구소 일 (Research)을 경험하는 것은 필수적이다. 비록 입시 전형에는 필수가 아니라고 설명되어 있지만, 모든 의료대학원 원서에는 연구 경험을 쓰는 페이지가 있다. 필수가 아니므로 그 페이지를 채워야 하는 의무는 없지만, 자신의 이력을 최대한 선전해야 하는 원서의 한 페이지를 백지로 내고 싶을 사람은 아무도 없을 것이다.

나는 대학교 3~4학년 내내 치과에서 일을 했기 때문에 연구소 일까지 할 시간이 없다는 자기 합리화를 하던 중, 뒤늦게 입시 원서에 쓸 것이 부족하다고 느꼈다. 그래서 4학년 마지막 학기에 부랴부랴 연구소의 말단 어시스턴트 자리를 구했다. 그러니까 교수님들의 연구 내용을 꼼꼼하게 읽어 본 뒤 지원한 게 아니라, 홈페이지에 올라와 있던 UCSD 의료대학원 교수님들의 연구들을 훑어보고 마구잡이로 지원했던 것이다. 그래서 나를 채용해 주겠다는 첫 번째 답변을 받자마자, 그 자리에 바로 들어갔다. 보통 일주일에 12시간 정도를 연구실에서 보냈는데, 다행히도 연구 내용 자체가 이해하기 쉬웠을 뿐더러, 임상실험도 더해져 재미있었다.

나의 주된 업무는 고혈압을 앓는 환자들이 머리를 쓸 수 있도록 수학 문제를 내주거나, 런닝 머신을 타게 하는 것이었다. 이는 각각 정신적인 스트레스와 육체적인 스트레스를 유발시켜 혈액 샘플들을 걸러내 전과 후를 비교하기 위함이었다. 그러니까 스트레스 전후로 어떤 종류의 세포들이 늘어나거나 줄어들었는지 현미경으로 측정하고 데이터를 수집하는 일종의 단순노동이었다. 딱 한 학기만 일을 하고 졸업을 해서 교수님에게 죄송하기도 했고, 이런 상황을 알면서도 나에게 기회를 주고 일을 가르쳐준 교수님에게 참 감사했다.

나처럼 어쩌다 운 좋게 기회를 얻어 연구에 참여하는 것보다, 이왕

해야 할 연구라면 본인이 정말 흥미를 가지고 있는 연구 분야를 찾는 것이 본인의 업적이나 연구소에도 훨씬 도움이 될 것 같다.

대학교 시절에 성적 관리도 연구소 일도 모범적으로 하던 과 선배 피터Peter의 이력서를 본 적이 있다. 나는 이력서를 쓸 때 딱히 채울 말이 없어 한 장을 쓰면서도 끙끙거린 데 비해, 피터 선배의 이력서는 네 장이 넘어가는데도 공간이 모자라 글씨 크기가 깨알만 했다. 그 내용 중 대부분은 선배가 참여했거나 현재 참여하고 있는 연구에 대한 내용이었다. 아무것도 모른 채 시간을 낭비하던 내 모습에 반해, 스스로 할 일을 척척 찾아서 했던 그 똑똑한 선배를 정말 부러워하고 존경할 수밖에 없었다.

될성부른 나무는 떡잎부터 알아본댔나. 피터 선배는 UCSD를 졸업한 후 보스턴의 하버드와 MIT에서 공동으로 진행하는 연구에 수년간 참여했다. 지금은 예일 대학교(Yale University)에서 박사 학위를 이수한 뒤 같은 분야에서 연구 활동을 하고 있다.

대학교 시절 연구 경험을 쌓는 것과 관련하여 내 경험은 그리 좋은 예가 아닌 것 같았다. 그래서 피터 선배에게 학부 시절 동안 연구 경험을 얻는 것에 대해 조언을 부탁했다. 다음은 선배와 나눈 대화이다.

나   피터 선배, 선배의 연구 경험을 소개해줄 수 있어? 의과대학원을 지망하는 독자들에게 많은 도움이 될 거라 생각해.

선배 경험을 위해 방학 동안 바이오텍이나 제약 회사에서 파트타임이나 인턴으로 일해보는 것도 좋아. 나는 주로 학술 연구(academic research)를 했기 때문에 대학교 내의 연구 위주로 이야기를 할게.

나 대학교 내에서 어떤 연구를 하시는 교수님을 찾는 게 좋을까? 또 그분들을 찾았던 선배만의 방법도 궁금해.

선배 연구직을 찾는 부분에서 자주 받는 질문이 함께 연구할 교수님을 찾는 방법에 대한 거야. 이럴 때에는 다음과 같은 두 가지 경우를 따라야 해. 첫째로 학생 본인이 흥미가 가는 연구를 찾고, 둘째로 학부생들을 고용해 줄 교수님을 찾는 거야. 한마디로 말하자면 흥미로운 연구를 하고 계시는 교수님을 찾은 뒤, 대학생을 참여시켜줄 용의가 있는지 알아봐야지.

나 말은 쉽지만, 그렇게 찾는 게 힘들지 않아? 나 같은 경우에는 어찌해야 할지 몰라서 교수님들 모두에게 이메일을 돌렸거든.

선배 맞아. 사실 생각보다 엄청 벅찬 일들이야. 그런데 난 교수님에게 전부 이메일을 돌리는 방법은 반대야. 단지 의무적인 연구보다는 좋은 교수님과 함께 본인이 진심으로 흥미가 있는 연구를 하는 것이 값지거든. 그러니까 가장 중요한 것은 자신의 멘토가 될 교수님의 연구를 조사해보고, 그 연구에 흥미가 있는지 알아보는 거야.

나　맞아. 나는 운 좋게 흥미로운 경험을 했지만, 자신이 정말 관심이 가는 연구를 찾아야 할 것 같아.

선배　그 외에도 연구 전체를 지휘하시는 교수님의 성격을 아는 것도 중요해. 또 그보다 더 중요한 것은 연구실에서 일하고 있는 멤버들 사이의 전체적인 분위기야. 이건 무시해도 괜찮을 만큼 하찮은 게 아니야. 그런데 연구실 분위기까지 알아보는 데에 꽤 많은 노력과 시간이 들 거야.

나　연구 내용 외에도 생각해볼 부분이 많네. 그럼 이런 것들을 어떻게 알아보는 게 좋을까?

선배　좋은 방법 하나를 추천하자면, 처음부터 교수님과 같이 연구를 할 수 있게 해 주겠냐고 물어보기보단, 혹시 교수님의 연구에 대해 같이 15~20분 정도 이야기해볼 수 있는지 여쭤봐. 그리고 교수님과 대화하고 나서도 그 연구가 여전히 흥미로운지 생각해보는 거야.

나　좋은 방법인 거 같아. 정말 관심 가는 연구라면?

선배　만약 그렇다면, 그 연구소에서 일을 하고 있는 멤버들이 있을 거야. 조수 역할을 하는 대학원생이나 대학생. 이들과 직접 만나보고, 그들이 하고 있는 연구에 대해서 더 깊이 알아가는 거지. 그러면서 이들과 앞으로 같이 일을 하면 어떨지도 가늠해보는 거야. 그리고 마지막으로 이 연구소 자리가 본인에게 적합하다고 생각하면 담당 교수님께 혹시 참여할 수 있냐고 여쭤보는 거지.

나　그런데, 이런 수많은 노력을 했는데 자리가 없다고 하면…?

선배　물론, 자리가 없다고 할 수도 있어. 그러면 그때부터 이 전과정을 처음부터 다시 시작하는 거야. 다시 말하지만, 이메일을 돌리는 것에 비해 엄청난 노력과 시간이 필요해. 하지만 앞으로 2~3년 동안 몸담고 일할 연구소라면 이렇게 찾는 편이 훨씬 더 바람직하지.

나　연구에 참여하게 되면 꽤 많은 시간을 투자하잖아. 그런데 대개 수당은 안 주는 걸로 아는데…, 정말 그래?

선배　응. 대부분의 대학생들이 무임으로 연구직을 찾는다고 보면 돼. 물론 임금을 주는 자리도 있지만, 연구소를 찾을 때 그 폭이 아주 좁아질 거야. 그리고 그런 자리는 비커를 씻거나 허드렛일을 하는 것이 대부분이야. 물론 예외도 있어. 가장 큰 예외는 SURP

(Summer Undergraudate Research Program)라는 프로그램이야. 여러 학교들이 이 프로그램을 제공하니까 관심이 있는 학생들은 이걸 찾아보면 돼.

나　역시 대개 수당을 기대할 수는 없구나. 그나마 SURP는 정말 여러모로 유익한 프로그램이겠네.

선배　이런 프로그램들은 꼭 본인의 학교에서만 할 수 있는 것이 아니니까, 관심이 있다면 다른 학교들을 찾아봐도 되고. SURP 외에도 각 대학교마다 학생들에게 연구 기회를 주기 위해 예산을 편성해서 여름 연구 장학생(Summer research scholarship)을 뽑기도 해.

　이 선배가 대학교 시절에 했던 연구 가운데 하나는 실험쥐의 배를 갈라 관찰하는 것이었다. 나라면 절대로 못했을 일이다. 그러니 연구에 대한 자세한 사전 조사는 필수인 듯하다. 이 선배는 당시 여러 연구실에서 대학생으로는 꽤 많은 수의 연구에 참여했고, 연구 결과 발표지에도 공저자로 이름을 몇 번이나 올렸다. 연구실에서 오랜 기간 함께 연구를 할 경우, 학생의 참여도에 따라 대학생이라도 공동 연구원으로 이름을 올릴 기회를 잡을 수 있다.
　실제로 대학원 입시에서는 연구 발표의 업적을 꽤 높이 산다. 그뿐 아니라 이렇게 몇 년간 같은 교수님의 연구를 돕는다면, 대학원 지원시 추천서를 받을 수도 있다. 규모가 큰 대학일수록 교수님들과 학생들이 개인적으로 알기가 쉽지 않아서 본인을 구체적으로 추천해 줄 교수님을 찾기가 어렵다는 것을 생각하면, 이는 좋은 기회인 것이다. 따라서 이왕 해야 하는 연구라면, 연구 활동 자체를 통해 오랫동안 보람을 느낄 만한 흥미로운 주제를 다루는 연구직을 찾는 것이 좋겠다.

쉐도잉! 가고, 보고, 느낀다!

관심 분야의 직종에 직접 가서 보고 느끼는 것이 가장 좋은 진로 결정 방법이다. 직접 경험해 보는 것이 여의치 않다면, 각 분야에 몸담고 있는 여러 사람들과 최대한 많이 대화해 보고, 의문점들을 물어보고, 장단점을 비교해 봐야 한다.

같은 조건이더라도 개개인의 성향에 따라 받아들이는 데 차이가 있다. 예를 들어, 치과의 경우 한 번의 치료로 끝나기보다 환자들을 정기적으로 만나는 경우가 더 많기 때문에 환자와 의사의 관계가 길게 이어지는 경우가 대부분이다. 한 가정의 삼대가 한 치과에 다니는 경우도 흔하다. 이러한 외부 요소들도 치과 업무에서 큰 부분을 차지하기 때문에 옆에서 직접 보고 경험해 봐야 한다.

이렇듯 현직 의사들의 클리닉을 방문해 일하는 모습을 직접 지켜보는 것을 쉐도잉Shadowing이라고 한다. 이런 쉐도잉의 기회는 동아리를 통해서 구할 수도 있다. 또한 본인이 주변의 병원, 안경점, 동물병원, 약국 등에 직접 가서 부탁한다면 대개 흔쾌히 받아들여질 것이다. 큰 병원의 경우 웹사이트에 자원봉사자(volunteer)가 되는 법을 올려두기도 한다. 몇 번의 쉐도잉 이후 본인이 관심이 생긴다면 파트타임으로 일해보는 것도 좋은 방법이다.

니도 의사선생님을 옆에서 어시스트하는 일을 하면서 치료 과정이나 환자와 소통하는 법 등을 실전에서 익힐 수 있었다. 이러한 경험 덕분에 훗날 치과대학원 수업을 알아듣기도 훨씬 쉬웠다. 한 가지 아쉬운 점은 접수 업무를 배우지 않은 것이다. 접수 업무는 다양한 정부보험과 사보험 적용, 그에 따른 규칙까지 배울 수 있는 기회이기 때문이다. 그런 기회를 잡지 못했다 보니 대학원에서 그와 관련된 수업을 들었을 때 정확히 이해하기가 힘들었다. 역시 경험한 만큼만 내 지식이 된다.

Ⅶ. 미국 의료대학원 합격, 디테일로 결정된다

미국 의료대학원(M.D. vs D.O.)이 궁금하다

미국의 의료대학원은 학위의 종류에 따라 크게 두 가지로 나뉜다. M.D.(Doctor of Medicine)를 수여하는 의료대학원과 D.O.(Doctor of Osteopathic medicine)를 수여하는 의료대학원이 그것이다. 이 두 학위는 교육의 초점이 다르고, 이수해야 하는 과정도 조금씩 다르기 때문에 졸업 후의 행보 역시 조금씩 달라진다. 미국 의료대학원의 75퍼센트 정도가 M.D.를 수여한다는 사실에서도 알 수 있듯이, M.D.가 보다 전통적이고 일반적으로 잘 알려진 의사들의 학위다.

나머지 25퍼센트 정도가 D.O.를 수여하는 대학원들인데, 이 의료대학원들은 주로 가정주치의학(primary care) 등을 전공하는 1차적인 의료인(일반의) 양성에 조금 더 초점을 맞추고 있다. 물론 D.O. 대학원을 졸업하고도 전문의 과정으로 진학하는 경우도 있다. D.O. 협회에서는 이러한 M.D.와 D.O. 학위의 격차를 줄이기 위해 꾸준히 노력하고 있다. 하지만 아직까지도 M.D. 대학원에서 요구하는 입학 성적이 더 높고, 전반적으로 D.O. 대학원에 비해 M.D. 대학원에 합격하기가 더 어렵다.

만약 입학시험 성적으로 인해 M.D.를 수여하는 의료대학원의 진학이 힘들더라도, D.O. 대신 M.D. 의료대학원으로 진학하는 방법이 전혀 없는 것은 아니다. 미국 정부에서 인정하는 카리브 해(Caribbean)의 섬 등에 위치한 영어권 의과대학원으로 진학하는 방법도 있기 때문이다.

이 학교들은 졸업 시 M.D.를 수여하며, 개인의 역량에 따라 졸업 후에 미국에서 전문의 수련 과정인 레지던시Residency를 수행할 수도 있다.

한국의 한 신문사가 '미국 의사가 될 수 있다'는 주제로 입학설명회를 했었다. 그곳에서 태평양의 미크로네시아라는 지역에 있는 의료대학원에 가는 방법을 소개했다. 이는 앞서 내가 설명했던 카리브 해에 있는 대학원을 가는 방법과 비슷한 것이었다. 하지만 역사가 있는 카리브 해의 의료대학원들과는 달리, 아직 미크로네시아의 대학원에서는 제1기 졸업생도 배출하지 못했다. 이 때문에 미국 의사가 되기 위한 전문의 과정의 진학률을 질문했을 때 설명자는 아무런 대답도 하지 못했다. 대신 설명자는 미국 내 의료대학원의 졸업자 수에 비해 전문의 수련 자리가 더 많으므로, 이 나머지 수련 자리를 외국의 의료대학원 졸업자로 채운다고 설명했다. 결론적으로 미국 내 40퍼센트 정도의 수련의사들은 외국의 의료대학원 졸업자들이라는 것이 설명의 요지였다.

그러나 그들이 선전하는 것과 달리 미크로네시아의 의료대학원을 졸업한 사람들이 그 40퍼센트에 전부 들 수 있다는 뜻은 아니다. 캐나다, 영국, 인도, 중국, 한국 등에서 자국 의료대학원을 졸업한 유수한 인재들이 미국 의사 국가고시에서 높은 성적을 거두고 수련의 과정을 꿰차고 있다는 사실을 감안한다면, 그들이 선전하는 40퍼센트는 과장된 내용이라고 본다.

이런 근거 없는 통계를 두루뭉술하게 설명하고 넘어갈 때, 나는 "그럼 미국 내 수련의로 합격하지 못하는 학생들은 졸업 후 어떻게 되나요?"라고 질문했다. 설명자는 질문한 내가 민망할 정도로 무안한 웃음을 짓고선 얼른 화제를 돌렸다. 이 질문 이후에도 그 자리를 뜬 학부모님은 단 두 명뿐이었다. 나머지 부모님들은 모두 어떻게 하면 이 '미국의과대학원'에 입학이 가능한지에 대해 쉴 새 없이 질문했다. 나는 이 모습이 왠지 너무 안타까웠다.

카리브 해 지역의 학교든, 미크로네시아 지역의 학교든 미국 영토 밖의 학교들은 국제의료협회로부터 승인(accreditation)을 받아야 한다. 문제는 간혹 학교들이 이 승인의 정의를 모호하게 말하는 경우가 있다는 점이다. 대학원 졸업 후 미국으로 수련의 과정을 지원할 수 있는 학교라는 승인을 받기 위해서 갖추어야 하는 기준은 다양하다. 그런데 한두 가지의 기본적인 승인만 받은 학교들도 '승인을 받았다'고 선전하기도 한다는 것이 문제다. 그러니까 미국이 아니라 다른 나라로부터 받은 승인을 미국 정부로부터 받은 것처럼 오해하도록 만든다든지, 세계 의대 명부에 학교 이름을 올려놓고 미국의료대학원으로 인정을 받았다고 소개하는 광고들을 주의해야 한다. 그런 곳들은 졸업 후에도 미국 의사 면허 취득을 절대로 보장해 주지 않는다.

그런 곳들의 주장을 확인해 보는 가장 정확한 방법은, 수련을 희망하는 미국의 주 내에 있는 의사면허시험위원회(State board of medical examiners)에 직접 연락하여 해당 학교 졸업 후 그 주에서 수련이 가능한지 알아보는 것이다. 학교별로 졸업생들의 진학 전례를 알아보는 것도 좋은 방법이다. 일례로 도미니카에 있는 로스 대학교(Ross

University)가 대표적인 카리브 해 학교 중 하나다. 이곳은 국제의료협회로부터 승인을 받았으며, 졸업 후 미국 50개 주 모두에서 수련이 가능하다.

2014년 통계로는 70개가 넘는 카리브 해 지역 의대 중 단 네 개의 학교에만 졸업 후 미국 50개 주 내에 규제 없이 수련의로 지원할 수 있는 자격이 주어진다. 그러니까 로스 대학교, AUC(American University of the Caribbean), 사바 대학교(Saba University), 세인트 조지 대학교(St. George's University) 등 네 개의 학교에서는 미국 영토 내 병원에 일정한 비용을 지불하면서 자학교의 3~4학년 학생들에게 순환근무 기회를 제공한다. 이런 순환근무 기회를 이용한 학생들은 졸업 후 그런 기회가 없었던 타 학교 학생들에 비해 미국 내 수련과 입학의 가능성을 높일 수 있다. 2014년, 미국 의대 졸업생들 중 94퍼센트가 수련과 매칭에 성공했고, 외국 의대 졸업생(그중 대부분이 카리브 해 지역 학교 졸업자들)들은 53퍼센트가 성공했다고 〈뉴욕타임즈〉가 보도한 바 있다.

미국 내 M.D. 학교로 진학할 자신이 없어서 미국 내 D.O. 학교로 진학할 것이냐, 카리브 해의 외딴섬에 위치한 M.D. 학교로 진학할 것이냐를 고민하는 친구들을 많이 봤다. 이에 대한 의견도 정말 다양하고 분분했다.

다음은 미국에서 M.D. 의대를 졸업하고 현재 USC 메디컬 센터에서 마취통증 전문의 수련을 하고 있는 친구에게 질문한 내용이다. 이 역시 친구의 개인적인 소견임을 밝혀둔다.

나　D.O. 의대와 카리브 해 지역 의대에 대한 네 의견을 말해 줄래? 졸업을 한 뒤 전문의 수련에 관한 실질적인 정보도 함께 말해주면 좋겠어.

친구　음, 훌륭한 D.O. 학교와 카리브 해 지역 학교들도 많아. 하지만 대부분의 미국 내 레지던시 프로그램은 카리브 해 지역 학교 같은 외국 의대나 D.O. 학교 졸업자들보다 미국 내 M.D. 학교를 졸업한 학생들을 선호해. 특히 마취과, 정형외과, 피부과, 안과와 같은 인기 있는 전문의는 더더욱 그렇지. 대부분의 외국 의대 졸업자들이나 D.O. 학교 졸업자들은 가정주치의(primary care)나 내과의사(internal medicine)가 많이 될 거야.

나　미국 내 M.D. 학교를 가지 못했다면, D.O. 학교를 가는 것이 나을까? 아님 외국의 M.D. 학교를 가는 것이 나을까?

친구　D.O. 학교들의 장점 중 하나는, 몇몇 특정 레지던시 프로그램들이 D.O. 졸업자들만 뽑는 경우를 노릴 수 있다는 점이야. 그런 프로그램들이 그리 많지는 않지만, 그나마 그중 하나가 Harbor-UCLA에서 하는 피부과 프로그램이야. 카리브 해 지역 학교 졸업생들은 M.D.를 수여받기는 해, 본인이 학위 이름을 중요하게 여긴다면 생각해 볼 만하지. 다시 말하지만, D.O.나 카리브 해 지역 학교 졸업자들은 미국의 인기 수련과로 진학하기가 힘들어.

나 음, 그럼 만약 졸업을 하더라도 원하는 수련과로 진학하지 못할 경우엔 어떤 길이 있어?

친구 원하는 수련과로 들어가지 못했다면 어디서든 1년 동안 인턴으로 지내고, 그 다음 해에 다시 지원하는 방법이 있어. 하지만 원하는 수련과에 합격할 가능성은 의대 졸업 직후에 하는 경우가 가장 높아.

미국 의료대학원 입시의 특징과 원서의 전략

한국의 '가군, 나군, 다군' 같은 시스템과 달리 미국에서는 지원할 수 있는 학교를 제한하지 않는다. 그래서 지원할 수 있는 대학원의 수적 제한이 없다. 그렇다고 지원할 수 있는 의료대학원에 전부 지원하는 것은 무모한 짓이다. 부담해야 하는 원서비는 둘째 치더라도 각 학교마다 부가적으로 보내야 하는 서류와 2차, 3차 에세이들이 너무 많기 때문이다. 그리고 주에 따라서 사립학교라 하더라도 그 주의 주민으로 등록되어 있는 학생들 위주로 뽑는 곳들도 있다.

미국 의료대학원 입시의 특징은 크게 두 가지다. 첫 번째는 가을 학기에 입학하는 신입생들의 원서 접수가 그로부터 1년 전 여름부터 시작된다는 것이다. 두 번째는 원서의 심사가 선착순(rolling basis)으로 진행된다는 점이다. 그러니까 접수된 순서에 따라 원서를 심사하고 면접을 본 뒤, 합격장을 주는 식이다. 첫 합격자 발표날이 원서 마감일보다 앞서는 학교들도 많으니, 학교마다 정해진 마감일은 실질적으로 별 의미가 없는 셈이다.

대부분의 학교들은 통합 원서 시스템을 사용한다. 한 세트의 원서를 쓴 다음, 지원하고자 하는 학교 이름들만 클릭해서 원서비와 함께 제출하는 식이다. 원래 2차 원서는 1차 합격 후에 받는 '그야말로 2차 원서'지만, 대부분의 학교들은 1차 원서를 접수받는 즉시 2차 원서를 보내준다. 이는 학교 측에서 지원자에 대한 더 구체적인 정보를 얻기 위해서겠지만, 사실은 원서비를 더 벌기 위해서가 아닌가 한다.

치과대학원 원서의 경우, 1차 통합 원서는 크게 여러 페이지의 짧은 질문들과 자신을 표현할 수 있는 4,500자 정도의 에세이(주로 왜 이 직종으로 진학하려는가를 서술), 성적표, 추천서로 이루어진다. 짧은 질문들은 학업 외의 취미활동, 동아리 활동, 봉사활동, 연구활동, 리더쉽 경험, 아르바이트 경험 등을 서술하라는 것이다. 그에 대한 대답들은 장황하게 쓰기보다는, 수천 개의 비슷한 원서들을 읽어야 하는 입학담당관들의 입장을 고려하여 간결하게 쓰는 것이 좋다.

그리고 힘든 일이긴 하지만 남들과는 다른, 주목받을 수 있는 이야깃거리를 제공하는 것이 중요하다. 대부분의 지원자들의 배경은 모두 비슷비슷하다. 그렇기 때문에 그 뻔한 원서들 중에서 자신의 원서가 얼마나 눈에 띄고 멋지게 보이도록 포장하는가가 1차 과제인 셈이다. 물론, 자신이 원서에 쓴 내용에 대한 책임을 질 수 있어야 한다. 에세이의 내용을 포함해, 한두 문장 정도로 짧게 언급한 봉사활동이나 취미활동에 대한 것들까지 말이다. 대학 원서에 담을 내용을 뻥튀기했다가 나중에 합격을 취소 당한 사례도 있다.

2차 원서 에세이의 주제는 주로 '왜 우리 학교에 오고 싶은가?', '자신의 삶에서 가장 큰 역경은 무엇이며, 그것을 어떻게 헤쳐 나갔는가?', '리더의 위치에 있었던 경험', '자신의 10년 후 모습', '자신의 장단점' 등 학교별로 천차만별이다. 2차 원서도 1차 원서와 마찬가지로 신속하게 끝내고 접수시켜야 한다. 1차와 2차 원서 접수를 모두 완료시켜야 심사를 시작하기 때문이다.

뉴욕 병원에서 일반의 레지던트 면접을 할 당시, 면접관이 내가 제출한 추천서를 칭찬한 것 외에는 그리 기억나는 것이 없다. 한마디로 '무난한 면접'이었던 것이다. 오히려 한 선생님은 나에게 "한국 사람이니까 노래방을 자주 가느냐?" 같은 다소 싱거운 질문을 던지셨다. 수련 시절 그 질문을 하신 선생님에게 원래 그런 질문을 하냐고 여쭤보았다. 그 선생님은 자신이 그런 질문을 한 것은 아마도 원서에 딱히 트집을 잡을 만한 내용이 없었기 때문일 거라고 하셨다. 만약 원서에 자신이 참여했던 연구 내용을 장황하게 써놓았다면, 그 선생님은 기필코 그 연구에 대해서 자세히 물어본다고 하셨다. 그럴듯한 원서를 만들기 위해 지도 교수님의 연구 내용을 자신의 것인 양 쓰는 경우도 있다고 하셨다. 물론 그런 학생에게 그 연구에 대해서 자세히 물어보면 대개 우물쭈물하기 마련이다.

원서는 가급적 화려하고 눈에 띄도록 잘 써야 한다. 하지만 자신이 원서에 쓴 내용에 대해 책임질 수 없을 정도로 부풀려 쓰는 것은 좋지 않다. 다년간의 면접 경험이 있는 입시담당관들은 이를 귀신같이 잡아낼 것이기 때문이다.

내신성적(GPA)과 입학시험성적이 눈에 확 띌 정도가 아닌 이상, 면접에서 합격하려면 자기 자신을 잘 포장해야 한다. 사실 면접까지 보게 된 지원자들 및 최종 합격자들의 내신성적과 입학시험성적은 대개 비슷비슷하다. 오히려 가끔은 불합격한 다른 지원자들보다 성적이 부족한데도 합격하는 경우도 있다. 그렇기 때문에 나 같은 일반적인 지원자들은 그야말로 원서와 면접에 사활을 걸어야 한다.

재차 강조하지만 아직 대학교에 재학 중이거나 진학할 학생들은 성적 관리에 신경을 쓰는 것이 좋다. 그렇게 하면 나중에 여러 대학원들에서 면접을 보는 호사를 누릴 수 있기 때문이다. 또한 필자처럼 성적이 평범한 학생들은 면접의 기회를 잡을 만한 원서를 작성하고, 면접 시 면접관의 기억에 남을 수 있는 인간적인 매력을 보여줘야 한다. 설령 대기자가 되었더라도 희망을 잃지 않고 끝까지 노력해야 한다.

'자기'소개서를 쓰자

1차와 2차 원서를 통틀어 성적 다음으로 중요한 것은 아마도 자기소개서(Personal Statement)일 것이다. 이는 1차 원서에 써야 하는 '왜 의사가 되고 싶은가?'를 설명하는 에세이다. 통합 원서 포털에 제출한 하나의 에세이로 전체 학교에 일률적으로 지원할 수 있다. 그러므로 한 학교에만 지원할 생각이 없다면 특정 학교를 지목해서 쓰지 않아야 한다. 그뿐 아니라 지원하려는 학교의 입장 전체를 고려하여 본인의 정치적·종교적 신념에 대해서 쓰는 것도 생각해 봐야 한다. 특정 종교 재단 산하의 학교들도 있기 때문이다.

에세이를 쓰기 전에 난 서점에서 구할 수 있는 성공적인 의료대학원 입시 에세이 모음집, 인터넷에 떠도는 수많은 샘플 에세이들 같은 많은 관련 문서를 찾아 읽었다. 창조는 모방에서 시작된다지 않는가. 그래서 나도 많은 에세이들을 읽어 보면서 어떤 내용을 중점으로 쓸 것인지, 어떤 식으로 이야기를 전개할지에 대해 점차 나만의 윤곽을 잡을 수 있었다.

앞서도 말했듯이 많은 사람들이 하나같이 강조하는 것은 "수백, 수천 개의 비슷한 에세이를 읽어야 하는 입시담당관들의 입장을 고려하여 눈에 확 띄는 인상적인 에세이를 써야 한다"는 것이다. 예를 들면 '인류의 건강에 이바지하고, 어려움에 처한 사람들을 도와주고 싶은 소망'은 당연하고도 가장 중요한 의사의 기본 자세임은 틀림없다. 하지만 비슷한 내용을 계속 읽어야 하는 입시담당관들의 시선을 사로잡으려면 초반부터 임팩트 있는 나만의 에세이를 써야 한다.

치과대학원, 일반 치의 레지던시, 전문의 레지던시 같은 수많은 면접을 경험해 본 결과, 에세이에 쓰인 나의 어릴 적 유학 스토리에 호감을 보이시는 면접관들을 자주 보았다. 내 입장에서는 미국 내 80만 명의 외국 유학생 중 하나일 뿐인 나의 유학 이야기를 궁금해 하는 것이 의아했다. 미국에서 나고 자란 사람들의 입장에서는 어린 나이에 가족을 떠나온 유학생이 신기해 보일 수도 있나 보다. 전문의 면접을 볼 때에는 나이가 지긋하신 면접관 한 분이 내가 방에 들어오자마자 내 이름을 부르지도 않고 말씀하셨다.

"가만 보자, 네가 16살 때 한국에서 유학 왔다던 학생인가?"

그분은 내 에세이 가운데 일부를 기억한 것이다. 이처럼 나를 기억할 수 있고, 다른 지원자들이 쓰지 않았을 법한 독보적인 이야기를 다루는 것이 좋다.

에세이 교정 서비스 이용하기

에세이는 교정을 받을수록 더 다듬어지기 마련이다. 에세이를 교정할 때 도움이 필요하다면 이를 전문적으로 도와주는 웹사이트들을 이용해보는 것이 좋다. 나는 치과대학원에 낼 에세이를 작성할 당시 이 서비스를 이용했는데, 상당히 만족할 만한 결과를 얻었다. 사실 얼굴도 보지 않고 이메일만 오가는 식이기에 처음에는 저들에 대해 확신을 가지기가 어려웠다. 하지만 먼저 이용해본 친구들이 추천하자 한번 사용해보기로 했다.

에세이 교정 웹사이트는 많지만, 내가 의뢰했던 Essayedge라는 온라인 회사에서는 하버드 대학교나 프린스턴 대학교 같은 아이비리그에서 영문학을 전공한 작문 전문가들이 에세이를 교정한다. 특히 마음에 들었던 것은 교정자들이 분야별(MBA, 의료, 법률 등)로 세분화되어 있어 더욱 디테일한 교정을 받을 수 있었다는 점이다. 가격은 에세이의 길이와 교정의 정도에 따라 상이했다. 예를 들면 에세이의 구상부터 같이 해주는 것은 조금 비싸지만, 거의 완성에 가까운 에세이를 마지막에 손질 정도만 해주는 것은 저렴한 편이다.

나는 그 서비스를 이용하기 전에 먼저 글을 잘 쓰는 원어민 친구 3명에게 내가 쓴 에세이를 교정받았다. 그 후 가장 저렴한 '최종 교정 서비스'를 선택했다. 교정자와 직접 개인 이메일로 주고받는 형태이기 때문에 에세이를 첨부할 때 자신이 강조할 부분이나 보완할 부분들을 특별히 부탁할 수도 있다. 내 에세이의 경우에는 대부분이 기초적인 단어들로 구성되었기 때문에 고급 어휘들로 바꾸는 것과 문단끼리의 연결을 매끄럽게 해 줄 것을 주문했다.

이틀 뒤 돌려받은 에세이의 문장은 놀라울 정도로 매끄러웠고, 썩 마음에 들지 않는 구절은 내가 원하는 방향으로 다시 고쳐 달라고 답장을 보낼 수도 있었다. 그 구절은 그 다음 날까지 내가 부탁한 대로 교정이 되어 돌아왔다. 이런 식으로 이메일이 한두 번 더 오간 결과, '안성맞춤의 에세이'를 받을 수 있었다. 이 작업의 비용은 100달러 남짓이었다.

아마 독자들 중에는 에세이 교정 비용으로는 좀 과하지 않나 생각하는 분들도 있을 것이다. 하지만 100달러 남짓한 비용은 기껏해야 학교 한 군데를 추가로 지원할 때 필요한 원서비 정도다. 그 후 일반 치과 레지던시 원서나, 전문의 원서를 쓸 때는 주변 친구들에게서 교정 도움을 받는 것만으로도 제출할 수 있을 만큼 쓸 수 있었다.

한 가지 유의할 점은 1차 원서의 에세이와 2차 원서의 에세이의 스타일이 대필의 의혹이 들 정도로 너무 차이가 나선 안된다는 것이다. 또한 면접을 볼 때 역시 본인이 쓴 에세이에 비해 어휘력이 너무 부족하면 곤란할 것이다.

추천서 한 장이 성적보다 중요할 때도 있다

"안녕하세요, 제가 클레어에요."

프라이스Price 교수님의 사무실에 약속 시간보다 10분 일찍 도착한 나는 출입문을 반만 열고 쭈뼛쭈뼛 내 소개를 했다.

"어서 와요. 여기 앉아서 조금만 기다려줘요."

평소 400명씩 들어가는 강의실의 끄트머리에 앉아 멀리서 흐릿하게 보던 교수님을 가까이서 보니 꽤 긴장이 됐다. 대기실에는 나 말고도 두 명의 학생이 교수님과의 면담을 기다리고 있는 듯했다. 이메일로 미리 약속을 잡고 온 터라 내가 제일 먼저 면담실로 들어갔다. 교수님은 미리 출력해놓은 내 이력서를 다시 보면서 이것저것 질문을 하셨다. 그렇게 우리는 많은 대화를 나눌 수 있었다.

치과대학원에 원서를 낼 때 추천서가 필요했는데, 그중 최소한 두 장은 반드시 대학교 교수님에게서 받아야 했다. 사실 나는 우리 대학교에서 과학 수업을 듣는 몇백 명의 학생들 중 한 명일 뿐이었다. 거기다 조교를 해 본 경험도 없었고, 과에서 수석을 해 본 적도 없는 내게 강의하시는 교수님과 친분이 있을 리가 없었다. 대학교를 다니면서 이런 부분까지 신경을 쓰지 못했던 나는 4학년이 돼서야 땅을 치며 후회했다.

어쩔 수 없이 나는 일단 전공과목에서 A를 받은 수업의 교수님 가운데 인상이 선해 보이는 분들에게 이메일을 보내 내 소개를 했다. 프라이스 교수님은 감사하게도 먼저 '난 널 잘 모르니 얘기를 좀 해보자'며 교수님의 사무실로 불러 주셨고, 그래서 나는 프라이스 교수님과 장장 1시간 동안 대화를 나누었다.

나이가 지긋했던 프라이스 교수님은 치과대학원 진학에 대한 내 포부보다는 사람으로서의 나를 먼저 알고 싶어 하셨다. 교수님은 내 친구들이 '모두 한국인'이라는 사실을 걱정하셨다. 영어 실력을 늘리기 힘들 것이라 생각하셔서였다. 그러면서 '보다 폭넓은 유학 생활을 하려면 그 틀에서 벗어나도록 해보라'는 진심 어린 충고까지 해 주셨다. 성적표와 이력서를 이메일로 보내면 그냥 적당히 작성한 추천서만 보내 주시는 대부분의 교수님들과는 달리, 당신의 개인 시간까지 활용해 학생들의 미래를 진정으로 응원해 주신 프라이스 교수님께 감사드린다.

긍정적인 추천서 부탁하기

추천서를 부탁할 때에는 나를 위해 당신의 시간을 투자하실 분들에게 예의를 갖추어 물어봐야 하지만, 그러면서 긍정적인 추천서를 써 주실 수 있는지도 물어봐야 한다. 이런 질문까지 해야 하는 이유는 좋은 추천서를 써 주시지 않을 듯하다면 차라리 거절하는 게 낫기 때문이다. 추천서는 곧장 통합 원서 사무실로 보내진다(추천서를 보내기 전 지원자가 읽어 봐서는 안 되기 때문이다). 그러니 혹시라도 만에 하나를 대비할 필요가 있다.

같이 석사과정을 이수했던 한 친구는 어느 치과대학원의 면접 도중 면접관에게서 추천서에 관한 질문을 받았다고 한다. 다녔던 대학원의 그 교수와는 사이가 어땠냐는 질문이었다. 실제로 내가 그 수업을 같이 들었었는데, 성격이 까탈스럽기로 유명했던 그 교수님은 똑똑했던 그 친구를 유독 좋아했다. 수업 중에도 수많은 학생들 앞에서 그 친구와 농담도 하면서 스스럼없이 친분을 드러낼 정도였다. 일주일에 한 번 정해진 교수님과 학생들의 면담 시간에 그 친구는 부지런히 많은 질문을 하러 다녔었고, 학업 외의 이야기도 곧잘 나누는 등 누가 봐도 그 교수님에게서 총애를 받는 학생이었다.

그 친구는 당연히 치과대학원의 입학 원서에 필요한 추천서를 그 교수님께 부탁드렸다. 그런데 그 친구가 읽어 볼 길이 없는 추천서에 그 교수님은 황당하기 그지없는 '비추천하는 내용'을 쓰셨던 것이다. 다행히도 친구가 받은 다른 긍정적인 추천서들과 너무 상반된 추천서를 의아하게 생각한 면접관이 이 학생을 실제로 만나 보기로 한 것이다.

그 면접관의 말에 의하면 가끔 이유는 알 수 없지만 의도가 의심스러운 '비추천하는 내용'들이 있다고 한다. 결국 그 친구는 합격을 했지만, 그 이야기를 들은 이후로 나는 추천서를 받을 일이 있으면 확신이 드는, 마음이 착한 교수님께 정중하게 긍정적인 추천서를 써 주실 수 있는지 여쭤본다.

'땡큐 카드Thank you card', 감사의 마음 전하기

나는 추천서에 대해 생각할 때마다 프라이스 교수님이 가장 먼저 떠오른다. 당시 개인적으로 잘 알지 못하던 나와 무려 1시간 동안이나 대화를 나누어 주셨고, 나의 장점을 끄집어내 주는 등 적합한 추천서를 써 주려고 하셨기 때문이다. 또한 미리 써놓은 추천서 양식에 내 이름만 붙여 제출하셨을 것 같은 교수님도 있고, 직접 써오라고 하셔서 당황스럽기는 했지만 친절히 피드백과 교정까지 해 주셨던 치과 선생님도 있다. 이들 모두 당신의 사적인 시간을 써가며 나의 대학원 진학에 도움을 주신 분들이다.

프라이스 교수님의 추천서를 받았던 나는, 감사 카드를 쓴 뒤 대학교 캠퍼스 내에 있던 주스 가게의 상품권과 함께 고마움을 전했다. 그런데 그 다음 해에 나는 다시 원서를 써야 했고, 또 한 번 추천서를 부탁드려야 했다. 그때 나는 그 당시에 카드를 쓰기를 잘했다고 생각했다. 수많은 학생들의 추천서를 써 주시고 수많은 감사 카드를 받는 교수님들의 입장에서는 일일이 기억을 못하실 수 있지만, 프라이스 교수님은 면담 중에 내가 했던 우스갯소리 덕분에 그 다음 해에도 날 기억하고 계셨다.

나중에 합격 소식을 전해드리는 것도 좋을 것이다. 교수님들도 당신이 투자한 시간으로 학생의 앞날을 밝혀 주는 데 기여했다는 사실에 보람을 느끼실 테니 말이다. 한 친구는 로스쿨 입학 후(그러니까 추천서를 받은 지 거의 1년이 지난 후) 추천서를 써 주신 모든 분들께 자신의 대학원 로고가 박힌 머그컵을 우편으로 선물했다. 꽤 오랜 시간이 흘렀음에도 당시의 추천서에 대해 다시 한 번 감사의 뜻을 전하는 것을 보며 나는 그의 인성에 감탄하지 않을 수 없었다. 대부분 합격을 하고 나면 잊기 마련인데 말이다.

비즈니스를 하는 사람들이 공통적으로 강조하는 것이 바로 인간관계의 중요성이다. 원만한 인간관계는 비단 비즈니스뿐 아니라 일상생활에서도 여러모로 중요한 역할을 한다. 하지만 말 그대로 '책만 파며 공부한' 의사들은 대체로 이 부분에 약한 것 같다. 아주 극단적으로 말하면 대학원의 합격 여부 역시 몇몇 면접관의 느낌이나 기분에 따라 결정될 수도 있는 사안이다. 만약 이력이 비슷한 후보가 두 명 있다면, 아무래도 개인적인 친분이 있거나 인성이 좋아보이는 학생을 뽑게 되는 건 어쩌면 당연한 일이다.

나도 나이를 먹으면서 우리 생활에서 아주 많은 일들이 사람들과의 관계를 통해 이루어진다는 것을 깨달았다. 좋은 인간관계라는 것이 꼭 훌륭한 언변이나 엄청난 노력이 뒷받침되어야 하는 것은 아닌 듯하다. 특히 주위 사람들에게 항상 감사하는 마음과 좋은 사람이 되고자 노력하는 진심 어린 마음은 곧 전해지기 마련인 것 같다.

교수님과 친해지는 법

규모가 큰 대학교에서 교수님께 자신의 좋은 인상을 남기는 방법은 중간고사와 기말고사에서 월등한 점수를 받는 것이다. 아무리 수백 명을 가르치는 교수님이라도 높은 점수를 받는 학생은 기억하기 마련이다. 이는 물론 말처럼 쉽지가 않다. 이것보다 조금 더 쉬운 방법은 교수님 수업의 조교(Teacher's Assistant, TA)가 되는 것이다.

조교가 될 수 있는 자격 요건은 교수님마다 다르나, 일반적으로 GPA를 일정하게 유지하고 있고, 그 수업에서 A를 받으면 자격이 주어진다. 예를 들어 1학기의 분자생물학 수업에서 A를 받았다고 하면, 그 교수님의 다음 학기 분자생물학 수업에서 조교로 일할 수 있는 자격이 주어지는 것이다. 조교로서 학점을 받을 수 있고, 학생들에게 가르치면서 다시 복습할 수 있는 기회도 얻을 수 있다. 무엇보다 교수님과의 친분을 만들 수 있으며, 대학원 원서에 쓸 수 있는 아주 훌륭한 경력도 쌓을 수 있다.

치과대학원을 다니면서 대학교에 비해 훨씬 작은 규모 덕분에 교수님들과 친분을 쌓을 기회가 많았다. 특히 자메이카로 2주간 의료 봉사 활동을 갔을 때, 열악한 환경에서 같이 먹고 자고 봉사했던 교수님들과는 '동지' 같은 끈끈한 유대관계를 형성할 수 있었다. 훗날 치과대학원 졸업 후 일반 치과 레지던트 면접을 봤을 때, 이분들이 써 주신 추천서들 덕에 많은 칭찬을 받았다.

치과대학원 재학 시절, 나와 동기가 한 병원에 동시에 지원하게 된 적이 있다. 그런데 나보다 석차가 높았던 그 동기가 아닌, 나에게 면접 기회가 와서 의아했었다. 면접관의 설명에 의하면 숫자에 불과한 성적보다는 인성이 훌륭한 의사를 병원의 수련의로 뽑고 싶다는 것이었다. 그 병원은 일단 우리 학교에서 지원한 학생들 중 세 명을 성적으로 추려내고(어느 입시에서나 우선순위는 역시 성적이다), 그 세 명 중에서 추천서를 바탕으로 단 한 명만 면접을 보기로 했다는 것이다.

또 다른 병원에서 있었던 면접 중 한 면접관은 내가 받은 추천서 점수가 가장 높았다고 했다. 아마도 천편일률적인 추천서들을 읽고 또 읽어야 하는 입시담당관들에게 지원자 개인에 대한 추천자의 마음이 담긴 추천서가 더 끌리는 것도 당연하리라. 한글로 된 이 글을 읽으실 리 만무하지만, 제자의 미래를 위해 시간과 정성을 쏟아 주신 스승님들께 이 자리를 빌려 진심으로 감사의 마음을 표한다.

면접은 확률 게임, 그 확률을 높여라

2차 원서까지 제출함으로써 '지원이 완료되었다'는 확인 메일을 받고 나면 그때부터는 '면접을 보러 오라'는 소식을 기다려야 한다. 이때부터 학생들은 아주 황금 같은 웹사이트인 SDN(Student Doctors Network, www.student doctor.net)을 잘 이용해야 한다.

비영리 교육 단체에서 운영하는 이 웹사이트는 현직 의사, 레지던트, 대학원생, 입시를 치르고 있는 학생 들이 각 과별로 질문, 의견, 조언 등을 실시간으로 올리는 포럼 형식으로 이루어져 있다. 나 역시 치과대학원을 낙방한 후 재도전하기까지 1년이란 시간을 어떻게 보내야 할까 고민할 때, 금쪽같은 정보를 이 웹사이트에서 얻었다.

워낙 뛰어난 성적을 받은 사람들이 자신의 이력을 줄줄 자랑하는 경우가 많다 보니, 이 웹사이트를 보다가 자괴감이 쌓일 때도 많았다. 이 때문에 당시 의과대학원을 준비하던 친구와 'SDN 일주일 동안 안 보기'와 같은 장난스러운 규칙을 만들기도 했다.

그렇지만 이 웹사이트는 입시생들에게 최고의 실시간 정보를 주는 필요악이다. 이 사이트에는 갓 입시를 치르고 지금 막 입학한 선배들의 따끈한 노하우도 많고, 각 학교의 현 재학생들이 입시담당관들로부터 귀신같이 빼오는 실시간 정보(면접 날짜를 좀 더 늘린다거나, 합격 통지서를 이미 개개인에게 모두 보냈다거나 하는)도 많기 때문이다.

오지 않는 면접 따내기

2차 원서를 제출하면 얼마 뒤 원서 합격자에 한해 '면접을 보러 오라'는 연락이 이메일이나 전화로 온다. 이 '면접 초대장'이 오는 시기도 역시 SDN에서 학교별로 찾아볼 수 있다. 같이 입시를 치르는 지원자들 중 일부가 어느 학교에서 언제 면접을 보러 오라는 연락이 왔다고 자랑하기 때문이다.

이때 나에게는 면접을 보러 오라는 소식이 안 온다고 초조해 하며 마냥 기다리기보다는, 그 시기에 맞추어 담당자에게 면접을 보게 해 달라는 이메일을 보내는 것이 좋다. 예를 들면 혹시 내 원서가 잘 전달되어 검토 중인지를 물음으로써 그들로 하여금 한 번 더 자신의 원서를 꺼내보게 만든다거나, 혹은 그 지역의 다른 학교에 면접을 보러 가야 하는데, 비행기로 이동하는 김에 그 학교 면접까지 보고 올 수 있으면 좋겠다는 등 간접적으로 면접을 요구할 수 있다.

나도 이 요령을 선배에게 전해 듣고 시도했는데, 이렇게 연락했던 학교들 중에 절반 정도에서 거짓말처럼 '면접을 보러 오라'는 소식이 왔다. 여기저기로 면접을 보러 가야 할 만큼 여유를 부릴 수 없다면, 차라리 적극적으로 뛰어드는 게 낫다. 그러면 기회는 더 많이 찾아온다.

면접 시기는 주로 학교 측에서 제안하는 날짜 중 하루를 지원자가 선택하는 식이다. 이때에는 가급적 빠른 날짜를 선택하는 것이 좋다. 학교마다 차이가 있겠지만, 대개 학교들은 면접관들이 정기적으로 모임을 갖고 그동안 면접한 학생들에 대해 의논한 뒤 합격자, 대기자, 불합격자 등을 결정하기 때문이다. 이러한 모임을 일주일에 한 번씩 하는 곳도 있고, 1기니 2기니 하는 식으로 나눠 몇 주간에 걸친 면접들을 모두 마친 후 기수별로 심사를 할 수도 있다.

그렇기 때문에 면접을 일찍 볼수록 합격, 대기, 불합격 여부도 더 일찍 결정될 수 있다. 그뿐 아니라 합격자가 본인의 면접 전 기수에서 많이 나올수록 남은 자리도 그만큼 줄어든다. 특히, 대부분의 의료대학원은 선착순 심사를 한다는 점을 잊지 말아야 한다.

면접 질문을 미리 알기

SDN에 올라오는 정보 중에서 가장 큰 진가를 발휘하는 것이 바로 면접 내용이다. 사실 모두가 서로의 경쟁자인 당해의 면접 질문이 나와 있는 경우는 드물다. 하지만 대학원별로 면접관들이 해마다 비슷하기 때문에 이미 합격한 선배들이 올려놓은 작년, 혹은 이전의 질문들을 종합해서 질문 리스트들을 만들 수 있다.

SDN을 전혀 몰랐던 치과대학원 입시 첫 해, 나는 아직도 그때 본 면접의 악몽이 생생하다. 당시 나는 첫 면접 때 무엇을 준비해야 할지 몰라 바짝 긴장을 하고 있었다. '왜 치과의사가 되고 싶은가', '왜 우리 학교에 오고 싶은가', '졸업 후의 계획이 무엇인가' 같은 뻔한 질문 리스트들을 만든 뒤, 그에 대한 '대답'을 거울을 보며 달달 외웠다.

첫 면접에서 면접관으로 들어온 분은 숏커트를 한 예쁜 인도 여교수님이었다. 교수님은 나에게 첫 질문을 하셨다.

"자기소개 한번 해봐요."

나는 순간적으로 말문이 막혔다. 이런 간단한 질문이 그 순간에는 가장 어려운 질문이 된 것이다. 어디서부터 이야기를 시작해야 할지 몰라 횡설수설하는 나를 보신 교수님은 내 대답이 채 끝나기도 전에 다음 질문으로 넘어가셨다.

그야말로 머릿속이 새하애진 첫 면접이었다. SDN을 진작 알아서 면접 질문을 더 정확하게 예상할 수 있었더라면 보다 더 시원한 대답을 내놓을 수 있었을 텐데 말이다.

진솔함이 무기다

면접을 볼 때는 자신의 진솔한 모습을 있는 그대로 보여주는 것이 좋다. 나는 초반 몇 번의 면접에서는 너무 긴장을 한 나머지 외운 대답을 읊기만 했다. 내 나름대로는 최고의 대답을 외워 말했지만, 그런 대본과 같은 말을 읊조릴 때면 말을 하고 있는 내 자신조차 너무 인위적이라는 느낌이 들었다.

면접관들은 전문가들이다. 사람을 꿰뚫어 보는 눈이 있다. 준비해온 완벽한 대답을 듣기보다는, '인간 이지원'이 누구인지 알고 싶었을 것이다. 바로바로 청산유수의 대답을 척척 내놓지 못하더라도, 신중하게 생각을 한 다음 진심을 이야기하는 것이 더 좋은 결과를 낳는다.

겸손, 자신감과 자만의 사이

우리나라 문화 자체가 겸손의 미덕을 중시하니, 한국 학생들에게 겸손을 강조할 필요는 없을 것이다. 오히려 한국 학생들은 너무 겸손하다 보니 혹여 자신감이 없어 보일 수도 있다.

처음 유학 와서 받았던 문화적인 충격 중 하나가 바로 자신의 장점을 유감 없이 표출하는 미국 학생들의 모습이었다. 그들은 종종 그것을 넘어 자신에 대해 부풀리기도 한다.

나는 유학을 간 첫 학기부터 수학과 과학 과목에서 큰 노력 없이 최고 점수를 받을 수 있었다. 그래서 일부러 영어가 너무 어렵다며 반 친구들에게 푸념을 하곤 했다. 혹여나 밖에서 굴러들어온, 영어도 잘 못하는 외국 학생에게 1등 자리를 뺏긴 것을 아이들이 속상해 할까 염려했기 때문이다. '아니야, 그래도 넌 과학과 수학을 잘하잖아'라는 대답을 기대했던 나는, 그들의 대답에 충격을 받지 않을 수 없었다.

"아 그래? 너 참 안됐구나. 나는 꽤 똑똑해서 다방면으로 잘 하는데!"

전혀 악의가 없는 순진한 눈으로 오히려 나를 위로했다. 교만을 떨기 위해서가 아니라, '있는 사실을 이야기하는 것'뿐이었다.

그 다음부터 나는 내가 잘하는 것을 굳이 숨길 필요가 없다는 것을 깨달았다. 그러면 그만큼 모자란 아이 취급을 받았기 때문이다.

어려서부터 '똑똑하다', '공부를 잘한다'라는 말을 듣고 자란 미국 아이들은 자신이 남들과 다르게 태어났다고 믿는 경향이 있는 듯했다. 아마도 이는 범국민적으로 학업에 큰 비중을 두는 한국의 분위기와는 달리, 환경이 갖춰진 소수의 아이들만 어려서부터 학업에 신경을 쓰기 때문일 것이다. 그리고 이 학생들이 주를 이루는 면접에서 의료대학원의 면접관들도 이러한 잘난 체에 신물이 났을 것이다. 그러다 보니 이런 일도 있었다.

석사 시절의 프로그램에 있던 학생들은 모두 의료전문대학원을 지원하는 학생들이었다. 이들을 위해 학교 측에서 각 대학원의 실제 면접관들을 초청해 가상 면접을 진행했었다. 자원한 학생 두 명이 동기들이 보는 앞에서 차례대로 면접관들과 면접을 하고, 이를 면접관들이 실제로 평가하는 방식이었다.

첫 번째 학생은 평소 대화를 해보면 항상 자신감에 차있던 아이였고, 두 번째 학생은 마냥 착하기만 한 아이였다. 첫 번째 학생의 면접을 지켜보면서 그 학생의 유창하고 자신 있는 대답이 부러웠다. 두 번째 학생은 면접 내내 긴장을 하는 듯했고, 그 학생을 지켜보는 내 손에는 땀이 흘렀다.

각각의 면접이 끝난 후, 한 면접관이 먼저 입을 열었다. 친구들 앞에서 공개적으로 면접을 본 두 학생의 용기를 칭찬하면서, 첫 번째 학생에 대한 평가를 시작하셨다. 모든 질문에 똑똑하게 대답을 했던 학생에게 면접관은 의외로 학생의 거만한 태도를 지적하셨다. 앉아 있는 자세부터 팔의 위치 등에서 자신감을 넘어선 거만함이 보였다는 것이다. 나머지 면접관 역시 같은 지적을 하셨다. 결국 두 면접관 모두 조금 떨긴 했으나 진솔한 모습을 보여 준 두 번째 학생을 더 높이 사셨다.

그도 그럴 것이, 면접을 보게 된 지원자들 중 대부분은 실력이 비슷할 것이고, 그 가운데서 자신의 지적 능력을 내세우려는 것은 오히려 어리석은 짓일 것이다. 자랑하고 싶은 성적은 이미 원서에 쓰여 있으니, 오히려 자신의 열정과 의지를 피력하는 것이 더 현명하다.

치과대학원 시절 반에서 줄곧 1등이었던 여자 선배가 전문의 입시에 실패하는 것을 보았다. 어느 과든 지원하기만 하면 여러 병원에서 모셔 갈 것 같았던 그 여자 선배 대신, 같은 학년의 다른 학생들이 그 과에 진학하는 것도 보았다. 의외로 교수님들과 그 선배의 반 친구들은 별로 놀라지도 않는 것 같았다. 심지어 고소해 하기까지 했다. 1등만 하던 그 선배는 학우들을 종종 무시했던 바, 평소의 그런 거만한 성향이 면접에서 고스란히 드러났을 것이라는 추측이었다.

우리 학년에서도 역시 비슷한 사건이 있었다. 그때는 석차 차이가 꽤 나던 두 학생이 빈 자리가 하나인 같은 학교, 같은 과를 지원했었다. 한마디로 둘이서 정면 승부를 벌인 것이다. 놀랍게도 낮은 석차의 학생이 전문의 자리를 꿰찼다. 불합격한 그 친구는 성적도 뛰어났지만 화통하고 재밌어서 나도 좋아했다. 하지만 평소에 넘쳐나는 자신감을 주체하지 못해 남이 듣기에 거북한 발언들을 자주 했던 것이 사실이다. 그러나 그것을 좋게만 보지 않았던 급우들이 많았다는 사실을 나중에야 알았고, 모두가 그 친구의 그런 성격을 낙방의 이유로 생각했다.

절제된 자신감과 진솔함만이 한 해에만 수백 명의 지원자를 마주하면서 분석하는 베테랑 면접관들의 마음을 움직일 수 있을 것이다. 때때로 면접에서 면접관과 골프나 미식축구 등 좋아하는 스포츠 팀에 대해 열띤 토론만 하다가 나왔다는 친구들도 보았다. 아마도 면접관들은 지원자의 학자적인 면뿐만 아니라, 성격이나 인간적인 됨됨이 역시도 알고 싶을 것이다.

면접관 파악하기

면접을 진행할 면접관이 누구인지 파악하는 것도 도움이 된다. 물론 누가 면접관이 될지는 날짜마다 다를 수도 있고, 대개 발표되지도 않는다. 그래도 SDN에 올라온 면접 후기들에는 질문의 내용과 함께 면접관들의 이름도 자주 거론된다. 그러한 면접관들의 약력을 조사하여 그들의 연구 업적, 논문 등을 미리 알고 간다면 면접에서 할 말이 조금은 더 있을 것이다. 사실 내가 치과대학원 입시를 치르던 때에는 이런 경우는 상상조차 못했다.

앞서 소개한 친구인 제이슨이 하버드 대학교 의과대학원에서 면접을 볼 당시, 그는 평소에 존경하던 폴 파머 박사를 면접관으로 만났다고 했다. 제이슨은 학부 시절부터 폴 파머 박사의 저서와 업적에 깊은 감명을 받았었다. 이 때문에 제이슨은 그와 관련된 대화를 길게 나눌 수 있었다고 한다. 면접관의 입장에서는 면접자가 자신의 팬fan이니 예뻐 보일 수밖에 없을 것이다.

이러한 이야기를 들은 뒤로 나는 전문의 면접을 보러 다닐 땐 각 병원 선생님들이 학술지에 발표한 연구 내용을 찾아보고 갔다. 물론 면접 중에 먼저 불쑥 선생님들의 연구 내용을 언급하지는 않았다. 하지만 적어도 그분들의 관심 분야가 어떤 것인지 알고 갔을 때, 심적으로 더 준비하고 간 듯한 기분이 들었다.

면접 외 면접, 숨은 면접의 진실

학교마다 면접 시간이 짧게는 20분일 수도 있고, 길게는 몇 시간일 수도 있다. 면접관이 한두 명일 수도 있고, 여러 명의 면접관들과 수차례 면접을 볼 수도 있다. 또한 재학생들과 지원자들이 함께 점심을 먹으면서 대화의 시간을 갖기도 하는데, 여기에 참석한 재학생들의 의견을 면접 점수에 반영하기도 한다. 그렇기 때문에 실제 면접 시간은 학교 건물에 들어서는 순간부터 나가는 순간까지라고 보면 된다.

미국의 치과대학원은 의과대학원과 같은 순위가 없다. 앞서 소개했듯이 의과대학원 같은 경우는 연구 분야 혹은 전공과별로 순위를 매길 수 있지만, 치과대학원은 공식적인 순위를 매기기가 모호하다고 미국 치과협회에서 설명한다. 확실한 것은 일반 사립대학원보다 아이비리그나 학비가 싼 공립대학원의 입학 성적 평균이 일반적으로 조금 더 높은 편이라는 점이다. 사설 기관에서 간간이 발표하는 비공식 순위가 없는 건 아니지만, 편파적 잣대가 들어가 있다. 사립대학원들에 대해서도 지원자들 사이에서 조용히 떠도는 비공식 순위가 있다. 예를 들어 '학교 A와 학교 B 모두에 합격했다면 학교 A를 간다'는 등의 공식이다.

내가 면접을 보러 갔던 학교 중 한 곳은 의과대학원을 비롯한 대부분의 과들이 상위 랭킹에 올라 있었고, 평판도 좋았다. 하지만 유독 치과대학원은 지원자들 사이에서 '선택의 여지가 없으면 가는 학교'라고 소문이 나 있었다. 이 학교의 입학담당관은 당연히 그 소문을 알고 있었고, 면접 시작 전 왜 그것이 헛소문인지에 대해 지원자들에게 설명했다. 그들은 그 학교가 다른 학교에 비해 학생 수가 많고(미국의 치대는 한 학년 당 적게는 30명 정도에서 대개가 100명 미만의 학생을 뽑는다), 위치상의 이유로 학비가 다른 학교에 비해 비싸서 합격을 하더라도 나중에 학비가 저렴한 공립학교에 합격되면 이 학교의 합격장을 반납하는 경우가 종종 있다고 했다.

그리고 어느 치과대학원이든지 1학년이 가장 힘들기 때문에 이 시기에 일정 수의 학생들이 낙제나 퇴학을 당하는데, 이 학교는 전체 학생 수가 많은 탓에 숫자상으로 퇴학생이 다른 학교에 비해 많아 학생들을 잘 쫓아낸다는 헛소문이 돌았다는 것이다. 또한 치과대학원은 손으로 작업하는 기술을 많이 배워야 해서 교수진과 학생들 간의 비율이 중요한데, 학생 수가 많기 때문에 아마도 교수님들에게 첨삭지도를 받지 못할 수 있다는 불안감도 소문에 기여했을 것이다. 다른 학교에 비해 당연히 교수가 더 많을 텐데도 말이다. 나는 이러한 직접 방문으로 소문이 사실이 아니라는 것을 확인했다.

설명이 끝나고 입학담당관은 면접에 앞서 지원자들에게 교실과 클리닉 등 학교 시설들을 구경시켜 주었다. 치기공실(dental laboratory) 앞을 지나면서 담당관은 지난 면접 때 있었던 한 사건에 대해 말했다. 많은 인원을 수용해야 하는 기공실은 가로로 긴 책상에 의자가 옆으로 다닥다닥 붙어 있었는데, 당시 이것을 본 어느 지원자가 혼잣말을 했다고 한다.

"와. 이건 뭐 공장이네, 공장."

그런데 그가 중얼거린 걸 마침 입학담당관이 들은 것이다. 그 담당관은 그 발언이 너무나 불쾌해 그 자리에서 그 학생에게 불합격을 선고했다고 한다. 나는 입학담당관이 너무 감정에 치우쳤다고 생각했다. 또한 그것을 현재 면접 참가자에게 무용담처럼 전하는 게 씁쓸했다. 아마도 그동안 속으로 곪아온 많은 헛소문들 때문에 쌓인 응어리를 그 불운한 학생에게 터뜨렸겠지만 말이다. 이렇듯 면접실 안에서는 이야기뿐 아니라 학교 건물 안에서의 행동, 표정, 말 하나하나에도 신중해야 한다.

어느 대학원에서 있었던 면접에 예쁘장한 여학생이 마치 데이트라도 하러 가는 듯한 차림으로 나타났다. 이 학생은 가슴골이 훤하게 드러나는 나이트가운을 입었는데, 남들이 정면으로 쳐다보기에도 다소 민망할 정도였다.

면접자 대기실에서 자기 차례를 기다리는 동안 그 학생은 다른 면접자들에게 자기 아버지가 이 동네에서 아주 유명한 치과의사고, 이 학교의 많은 교수들과 친분이 있어 이 자리까지 오게 됐다고 떠벌리고 있었다. 누가 봐도 눈살을 찌푸리게 만들었다. 그 학생이 자기 차례가 왔다는 얘기를 듣고 대기실을 나가자 여자였던 입학담당관은 대기실의 다른 지원자들을 향해 고개를 절레절레 흔드는 시늉을 보였다.

면접에서 자신을 잘 알리고 각인시키는 것은 중요하지만, 어떤 취향이나 성향을 가진 면접관을 만나게 될지 모르니, 외모 등은 교과서적으로 안전하게 준비하는 것이 바람직하겠다.

합격! 대기자, 불합격?

"축하합니다(Congratulations)"로 시작하는 편지나 이메일을 보는 순간 참 기분이 좋다. 그 "축하합니다"라는 시작 문구만 보고서도 어린아이처럼 방방 뛰게 된다. 이처럼 기분 좋은 소식이 또 있을까! 짧게는 원서를 준비하느라 고생했던 1년간, 길게는 이 합격장을 받기 위해 공부해왔던 10년 하고도 수 년간의 노력들에 대한 보상을 한방에 받는 것 같다.

혹여 합격자를 발표하는 공식적인 첫 날짜에 합격장을 받지 못했다고 실망할 필요는 없다. 오히려 발표 첫날 이후에 합격장을 받는 입학자들이 더 많다. 치과대학원은 첫 합격자 발표가 12월 첫 번째 월요일이다. 대부분 학교들의 원서 지원 마감은 그 다음 해인 1~2월이다. 하지만 심사가 선착순 방식으로 이루어지기 때문에, 마감에 맞춰 원서를 접수시켰다면 심사도 그만큼 늦어지면서 합격할 가능성이 현저하게 떨어진다. 면접은 원서가 등록된 여름부터 시작하며, 등록 정원이 채워질 때까지 계속 진행된다. 그러다 보면 첫 합격자 발표가 시작되는 12월 이후에도 면접이 진행된다. 3~4월까지 면접을 보는 학교도 종종 있다.

첫 합격자 발표 날 합격장을 받은 지원자들에게는 입학 보증금을 내야 하는 기간이 주어진다. 여러 학교에 합격했을 대부분의 합격자들은 자신의 1순위 학교에만 보증금을 낸다. 그러면 첫 합격자에게서 보증금을 받지 못한 학교는 '대기자'들에게 추가합격했다는 공지를 보낸다. 그렇기 때문에 첫 합격자 발표 날짜 후에도 면접은 계속 되고, 면접 후에도 수시로 추가합격 통지가 간다.

대기자는 합격자가 될 수 있다

자신의 1순위 대학원의 '대기자'가 됐다면, 일단 합격한 학교에 보증금을 내고서라도 계속 기다릴 수 있을 것이다. 그러나 미국 대학원은 한국 대학원과 달리 대기자 순번을 성적 등에 따라 정하기보다는, 학교에 필요한 대기자들을 수시로 합격시킨다. 예를 들어 입학금을 낸 합격자들 중에 여자가 더 많다면 남자 대기자를 합격시킨다거나, 백인이 너무 많다면 유색인 대기자를 더 합격시키는 식이다. 다시 말해 대기자 순위에 유연성이 꽤 있으므로 본인의 노력이라든가 '운'으로 합격할 가능성이 있는 것이다.

학교들은 합격장만 받고 등록하지 않을 학생에게 합격장을 주는 것을 아주 많이 꺼린다. 아마도 학교의 평판과도 직결되기 때문일 것이다. 나도 면접을 보러 다니면서 '혹시 다른 학교로부터 합격장을 이미 받았는지', '다른 학교와 동시에 합격을 했을 때 어디로 갈 것인지' 같은 다소 치사한 질문들을 받았다.

이런 점을 고려한다면, 원하는 대학원의 대기자가 되었을 경우에 입학담당관에게 '진학하고 싶다'는 편지를 쓰는 것도 좋은 방법이다. 지원자들은 대개 원하는 학교에서 합격장을 받으면 본인이 대기자로 등록된 다른 학교에 일일이 연락해서 자기 이름을 **빼는** 수고는 하지 않는다. 즉, 각 학교당 대기자가 많더라도 실제로 대기를 하고 있는 학생은 그보다 적다는 말이다. 한 학교의 대기자가 100명이더라도 그중 많은 학생들이 이미 다른 학교에 등록했을 가능성이 있다. 이 때문에 입학 담당관들은 대기자를 합격시킬 때조차도 합격장을 낭비하지 않기 위해 신중을 가한다.

이럴 때 아직 본인은 이 학교로부터 좋은 소식이 오기를 기다리고 있다고 편지를 보낸다면, 대기자 명단에서도 우선순위에 오를 가능성이 생긴다. 이 '대기자 게임'은 새 학기가 시작되는 순간까지 진행된다. 등록금을 내고 입학을 확정지은 학생도 개인 사정에 따라 입학을 취소할 수 있기 때문이다. 그래서 입학식 전날에 합격했다는 전화를 받고 대학원 가는 비행기를 탔다는 말도 들었다.

나도 친구를 통해 알게 된 이 '편지 쓰기'를 입시를 준비하는 친구들에게도 알려 주었다. 편지의 덕인지는 정확히 알 수 없으나, 이 방법을 사용한 많은 친구들이 합격했다. 면접 후 몇 달 동안 대기자 명단에만 머물다가 편지를 보내고 일주일 만에 약학대학원으로부터 합격 통지서를 받은 친구도 있었다.

불합격-취약점에 대해 고민해 봐야 할 순간

대학교를 졸업하고 바로 대학원으로 진학하는 22~23살의 어린 친구들도 있다. 하지만 다른 분야의 일을 하다가, 혹은 수차례의 낙방 후에 입학하는 경우도 많이 보았다. 중요한 것은 낙방했을 때에 비해서 얼마나 더 많은 경쟁력을 갖췄는가다. 작년에 냈던 것과 거의 유사한 원서를 올해에도 제출한다면 결과는 달라지지 않는다. 그렇기 때문에 자신의 취약점을 찾아내 보완해야만 한다.

만약 DAT나 MCAT와 같은 입학시험의 성적이 합격자 평균에 비해 현저히 낮다면, 더 높아지게끔 시간을 들여야 한다. 애석하게도 이것은 말처럼 쉽지 않다. 한 입학담당관은 지원자가 재시험으로 점수를 크게 올리는 경우는 드물다고 한다. 나도 DAT를 다시 봤지만 과목별 점수만 조금씩 달랐을 뿐, 총 평균점수는 결국 비슷했다.

사실 내 원서의 취약점은 DAT가 아니라 GPA였다. 낮은 GPA를 보완할 방법들 중 하나는, 자신이 졸업한 대학교나 타 대학교에서 이전에 이수하지 않았던 과목들을 들으면서 좋은 성적을 받는 것이다. 이때에는 과목을 선택하는 것도 중요하다. 특히, 의과대학생들이 듣는 수업들을 위주로 수강해서 좋은 점수를 받는 것이 좋다.

이렇게 과목 선택을 하는 데에는 이유가 있다. 치과나 의과 모두 대학원에 진학한 후의 첫 1년 동안 수강해야 하는 기본 수업들(주로 생화학, 해부학, 병리학, 조직학 등)은 거의 정해져 있다. 물론 이렇듯 어려운 수업들이 많은 1학년 시기가 가장 힘들다고 다들 입을 모은다. 그러니 학부에서 미리 이러한 수업에서 좋은 점수를 받은 다음 원서를 낸다면 큰 도움이 될 것이다.

VIII. 미국 치과대학원에 합격, 두 번째 기회를 잡아라

미국 치과대학원에 도전하려는 이들에게

치과대학원은 유학생들이 입학하기가 의과대학원에 비해 훨씬 쉬운 편이다. 그렇지만 공립 치과대학원으로 진학하는 것은 여전히 어렵다. 우선 정부로부터 학비 지원을 받는 공립학교가 그러한 혜택을 외국인에게 줄 리 만무하기 때문이다. 게다가 영주권자들과 시민권자들에게도 사립학교에 비해 학비가 더 저렴한 공립학교가 경쟁률이 더 높은 경향이 있다. 이 때문에 유학생들은 더더욱 사립학교 위주로 지원해야 한다. 그러니 만약 꼭 지원하고 싶은 공립학교가 있다면 유학생들의 합격 전례를 조사해 보는 것이 좋다.

나는 첫해에는 이런 규정을 잘 몰라 원서비를 꽤 낭비했다. 어떤 공립학교들은 원서비를 받은 후에야 "유학생들은 뽑지 않는다"며 통보하기도 했다. 사립학교에 지원할 때에도 원서를 쓰기 전에 홈페이지에 나와 있는 외국인 학생에 관한 입학 전형을 확인하는 것이 좋다. 또한 공지되어 있는 규정과 실질적인 사례가 다를 수도 있기 때문에, 그 학교 입학담당관에게 직접 이메일을 보내어 유학생 입학 여부를 다시 확인해 보는 것도 좋다.

치과대학원 시절에 나보다 한 학년 아래로 입학했던 한국인 오빠가 있었다. 그 오빠는 한국에서 군 복무까지 마치고 미국으로 건너와서 대학생부터 시작한 늦깎이 학생이었다. 오빠와 대화를 하면서, 한국 대학교를 다니다가 미국 대학교에 도전하게 되고, 또 미국에서 치과대학원을 꿈꾸기까지의 다양한 이야기를 들을 수 있었다.

나　오빠는 왜 미국 대학교에 지원했어요?

오빠　한국 대학교를 다니던 시절, 군 제대 후 복학 전까지 열의 있게 아르바이트와 영어 공부를 병행했어. 그러다 구체적인 목표가 있으면 영어공부가 더 잘 될 거라고 생각했지. 토플 시험을 봤는데 점수가 나쁘지 않았고. 그래서 미국의 몇몇 대학에 지원을 해봤지. 사실 순전히 호기심이었어. 이때까지만 해도 한국의 대학교 성적은 끔찍할 정도였고, 영어 울렁증도 있어서 유학은 꿈도 꾸지 않았거든. 그런데 한 미국 대학교로부터 합격 통지서를 받은 거야.

나　호기심이 운명을 바꿨네요. 유학을 결심하게 된 계기는요?

오빠　사실 딱 한 군데 합격했어. 다른 곳은 모두 불합격했고. 그 후 한 달간 머리 빠지게 진로를 고민하다가 결국 이것이 큰 기회일 것 같다고 판단했지. 그 해 11월에 바로 유학을 결심했어. 이후 12월까지 비자와 수속을 일사천리로 진행한 뒤에 크리스마스 다음 날 출국해서 이듬해 1월 겨울 학기부터 나의 유학 생활이 시작된 거지.

나　어찌보면 상당히 갑작스럽게 유학 생활이 시작되었는데, 수업을 따라가는 게 벅차지는 않았어요?

오빠　미국 대학교에서는 저학년 때 뚜렷한 전공 없이 다양한 수업을 들으며 자신의 기호와 적성을 찾는 것이 가능해. 그래서 나는 처음엔 오픈 메이저open major(입학 때부터 전공을 정하지 않고, 희망 전공들의 기초수업들을 들어본 후 1~2년후에 전공을 정하는 것)로 수학과 기초 과학 수업들만 신청했어. 사실 한국에서도 줄곧 이과였기 때문에 물리, 화학, 수학 등은 자신 있었지. 나는 영어를 못했으니까, 오픈 메이저를 선택하기를 잘한 것 같아. 학점 관리도 하면서 동시에 영어 공부를 할 수 있었으니까.

나　결과적으로 오빠에겐 너무 좋은 선택이었네요! 그럼 치과대학원에 가게 된 계기는요?

오빠　미국 대학교에서 공부를 하다가 우연히 치과대학원을 접했어. 그런데 첫 학기 성적을 받고 나니 한번 도전해 볼만 하겠다고 생각했지. 그래서 치과대학원의 선수과목이 가장 많이 겹치는 생물학 전공으로 바꿨어.

나　그럼 혹시 한국 대학에서는 어떤 분야를 전공하셨어요?

오빠 한국에선 컴퓨터공학을 전공했고, 2학년까지 다녔어. 입대 전 휴학을 하고 몇몇 중소기업에서 프로젝트 단위로 웹 프로그래밍 일을 1년 정도 했고. 그 경험 덕분에 군대에서도 상병 때부터 전산병으로 차출되어 웹 프로그래밍과 서버 관리 등을 할 수 있었지. 사실 당시엔 그 길이 내 천직인 줄 알았어. 인생은 정말 모르는 거야. 어쨌든 제대 후 복학했다가 뒤늦게 유학을 결심하면서, 정작 미국 땅을 밟았을 때는 이미 한국 나이로 26살이었어.

나 정말 전혀 다른 길을 가고 있네요. 그럼 미국 대학교에서 무엇을 전공하셨나요?

오빠 정확히는 인간생물학(Human Biology)이야. 따로 분자생물학이나 생화학 같은 세부 전공을 원하지 않는, 의료대학원을 지망하는 학생들을 위해 학교가 배려해서 만든 전공이었어. 대부분의 의료대학원이나 치과대학원이 요구하는 선수과목들이 모두 커리큘럼에 포함되어 있으면서도 전공 세부 과목 수는 최소로 해서 학점 관리가 보다 수월했지. 만약 한국에서 기초과학 과목을 들었고 성적도 좋다면 교수교목(Syllabus, 교수가 작성하는 수업 계획서)을 번역해서 함께 제출하면 학점을 인정받을 수 있고, 졸업도 앞당길 수 있을 거야. 교양과목은 내용이 다 달라 사실상 어렵고.

나 오빠는 미국에 온 걸 후회한 적이 없나요?

오빠 어차피 삶은 결정의 연속이잖아. 그런데 흔히 말하는 성공의 척도로 사회적 지위와 물질적 행복을 얘기한다면 난 예스. 오길 잘한 것 같아. 한국에 남았을 경우보다 어쩌면 좀 더 풍요롭고 안정적인 삶을 얻었고, 지독한 경쟁 속에서 모든 걸 다 잘해야 살아남는 한국과는 달리, 미국은 나 같은 외골수에게 더 많은 기회를 주었거든.

나 맞아요. 한국에서는 정말 무슨 분야에서든 경쟁이 심한 것 같아요. 워낙 다들 열심히 하니까요. 그럼 오빠는 후회한 적도 있어요?

오빠 음식, 문화, 환경, 심지어 의료 같은 삶의 질과 관련된 면에서 미국에 완전히 동화되지 못하고 있거든. 어차피 난 이 나라 기준으로는 '외국인'이니까. 그래서 미국에 처음 오게 되는 시기가 굉장히 중요하다고 생각해. 니가 말했던 것처럼 어릴 때 와서 일찌감치 적응하는 게 답인 것 같아.

나 혹시 의과대학원이나 치과대학원을 가기 위해 미국 유학을 생각하는 후배들에게 하고 싶은 말이 있나요?

오빠 글쎄. 이 말을 해 줄게. 유학생들이 치과대학원 입시를 치르는 게 매년 더 힘들어지잖아. 그래서 많은 사람들이 인터넷 게시판에 '현실적으로 그리고 확률적으로 굉장히 힘들다', '그 유학 비용이면 한국에서 떵떵거리고 산다', '정말 좋아하는 거 아니면 때려치워라' 같은 부정적인 글을 올리는 것을 많이 봤어. 하지만 난 '이거 사실 해볼만 하다'라고 생각해. 미국 대학교? 학점 잘 받기가 어렵지만은 않아! 적어도 스펙에 과도하게 매달리는 한국의 대학교 생활보단 훨씬 여유로웠고 부담도 적었어. DAT시험? 한국 DEET 시험과 비교하면 쉬운 편이야! 영주권자나 시민권자? 유학생에 비해 더 쉽지. 그렇다고 해도 이거 하나는 분명해. 미국에서는 도전하는 자에게 길이 열려 있어!

대학원 진학의 징검다리, 학점 인정 석사 프로그램

나는 대학교를 졸업한 여름에 치과대학원에 지원했다. 하지만 합격을 하더라도 입학은 그 다음 해 가을의 일이었다. 그래서 1년간 일할 계획에 따라 샌프란시스코의 한 치과에서 어시스턴트 일을 시작했다. 그러나 내 계획과는 달리 입시 첫 해에 달랑 한 번 면접을 봤고, 그것에서마저도 불합격 통지를 받았다. 결국 재도전을 해서 합격을 하더라도 또 1년이라는 공백이 생기게 되었다. 대학교 시절 2년간의 파트타임, 졸업 후 1년간의 풀타임으로 치과에서 어시스턴트로 일했기 때문에 치과 경험이 부족한 것도 아니었고, 유학생 신분으로는 더 이상 합법적으로 일을 할 수도 없었다.

나는 원서를 업그레이드시키려면 무엇보다 이미 졸업해 버린 대학교의 GPA를 올려야 한다는 사실을 알았다. 그러니까 미국에 합법적으로 거주하면서 성적을 올리려면 새로운 학교를 풀타임으로 가는 수밖에 없었다. 이때 알게 된 프로그램이 바로 학부를 마치고 진학할 수 있는 '학점 인정 과정 프로그램(Postbaccalaureate program, Post-bacc, 이하 석사 프로그램)'이었다.

이 프로그램은 일반적인 대학원 과정이라기보다는, 대학교 과정과 전문대학원 과정 사이의 과정이라고 보면 된다. 이것은 보통 1~2년 과정으로 짜여 있다. 과정을 마치면 수료증이나 석사 학위를 수여하기도 하는데, 이 또한 각각의 프로그램마다 다르다. 의료대학원과 전혀 다른 분야의 학부 전공이나 의예과 준비 과정 전공(pre-med)을 수료했더라도 GPA에서 경쟁력이 떨어진다면 성적을 올리기 위해 이 프로그램을 선택한다. 그렇기 때문에 이 프로그램을 수료하더라도 목표인 대학원 진학에 실패한다면, 별 의미가 없는 과정이 된다. 어떻게 생각하면 최후의 '패자부활전'이니, 젖 먹던 힘까지 다해서 좋은 성적을 내야만 한다.

이러한 프로그램의 전공은 대부분 의료과학(Biomedical science)이며, 커리큘럼은 의과대학교 1학년과 비슷하다. 그래서 어떤 프로그램들에서는 실제로 같은 학교의 의과대학원 학생들과 같이 수업을 듣기도 한다. 그럴 경우에 바로 그 의과대학원 학생들의 것에 준하는 성적을 낸다면 적어도 그 학교에 합격할 가능성은 꽤 높아진다. 그래서 명문 프로그램의 경쟁률은 전문대학원 합격 경쟁만큼이나 치열하다.

이런 이유 때문에 치과대학원 진학에 실패한 첫 해에 나는 부랴부랴 석사 프로그램 세 곳에 지원했다. 세 곳 중 내가 1순위로 가고 싶었던 프로그램은 치과대학원을 지망하는 학생들만 지원하는 치과대학원 부속 프로그램이었다. 그 프로그램에서는 그 학교 치과대학원 1학년 학생들과 치과 수업만을 제외한 모든 학과 과정을 같이 이수하고, 학과 과정에서 일정 성적 이상을 받으면 그 다음 해에 그 학교 입학이 가능했다.

이 학교는 이렇듯 좋은 제도가 있는 만큼 경쟁률도 상당했다. 15명을 뽑는데 700명 이상이 지원했을 정도니 치과대학원 입시만큼 어려웠고, 결국 합격하지 못했다. 나머지 두 프로그램에는 합격을 했지만, 내가 1순위로 가고자 했던 학교와 달리 치과대학원의 합격을 보장하는 제도는 없었다. 두 프로그램 가운데서 고민한 끝에 나는 플로리다 주에 있는 작은 사립학교인 배리 대학교(Barry University)에 가기로 결정했다. 학비가 조금 더 저렴했고, 수료증 대신 석사 학위를 수여했기 때문이었다.

2년 석사 과정을 1년만에

배리 대학교는 워낙 인지도가 낮은 편이었다. 훗날 치과대학원 졸업 후 전문의 면접을 볼 당시 한 면접관은 '여기가 정말 실존하는 학교냐?', '혹시 인터넷상의 학교가 아니냐?'는 질문까지 할 정도였다. 하지만 나에게 배리 대학교는 치과대학원 진학을 위한 새로운 기회를 열어준 아주 고마운 학교다. 물론 재학 당시에는 반 친구들끼리 학교에 대한 온갖 비하를 다 하면서 '배리 대학교(Barry University)'가 아닌 '겨우 대학교(Barely University)'라며 낄낄거리기도 했지만 말이다.

이 학교는 석사학위 M.S.(Master of Science)를 수여하기 때문에, 학생들 중 대부분이 2년 과정을 밟았다. 하지만 소수의 학생들은 1년 과정을 선택할 수도 있었다. 나는 1년이라도 더 일찍 치과대학원에 진학하려는 마음에 2년 과정을 1년으로 압축시킨 프로그램에 들어갔다. 이 프로그램을 시작하던 그 해 여름에 다시 치과대학원에 원서를 냈다. 1년 후 프로그램 수료와 동시에 대학원에 입학하고 싶었기 때문이었다.

이때 나의 룸메이트였던 에블린Evelyn은 의과대학원을 지망하는 학생이었다. 그녀는 프로그램을 졸업하던 해에도 원서를 내지 않았고, 1년을 더 들여 MCAT를 다시 공부한 뒤 의과대학원에 합격했다. 나보다 몇 해가 더 걸렸지만, 그만큼 여유 있는 과정이었기 때문에 스트레스를 덜 받으면서도 결국 목표를 이룰 수 있었다.

나는 성격이 급한 편이기도 했지만, 무엇보다 유학생 신분이라 시민권자인 다른 친구들처럼 연구소 일이나 직장을 다니면서 여유있게 학교를 지원할 수 없었다. 하지만 만약 여건이 된다면, 에블린처럼 학위를 마치고 편히 준비하면서 원서를 내는 것도 나쁘지는 않다고 본다.

두 번째 기회를 잡기 위한 처절한 노력

'8월에 석사 프로그램을 시작합니다. 한 학기를 이수한 후에 성적표를 즉시 업데이트하겠습니다. 그때까지 심사를 보류해 주시면 감사하겠습니다.'

석사 프로그램을 시작하기 전인 6월에 제출한 치과대학원 원서에 적은 말이다. 이 글을 적은 이유는 학교 측에서 작년의 원서에 비해 발전된 점이 없다면서 나를 섣불리 떨어뜨리지나 않을까 걱정했기 때문이다. 그럼에도 불구하고 가차 없이 바로 퇴짜를 놓은 학교도 있었고, 부탁한 대로 1학기가 끝나는 12월까지 심사를 보류해 주겠다는 학교들도 있었다.

그렇게 시작한 1년 과정의 고속 석사 프로그램은 2년 과정의 학생들에 비해 공부량도 두 배였고, 2차 원서 에세이도 나날이 쌓였다. 그야말로 똥줄이 탈 지경이었다. 대학교를 졸업한 뒤 난생처음 한국의 고3 수험생 같은 생활을 했던 셈이다. 무엇보다 '이것이 마지막 기회'라는 압박감에 시달리다 보니, 이 당시만큼 절박하게 공부했던 적도 없던 것 같다.

이 프로그램에서 의료대학원 1학년 때 듣는 수업들을 들었다. 수업

자체는 대학교에서 배웠던 생화학 전공 수업들보다 쉬웠다. 시간만 성실히 투자한다면 좋은 성적을 낼 수 있었다. 나중에 치과대학원 1학년 수업을 들을 때에도 석사 프로그램에서 이미 들었던 수업들을 복습하는 것과 다름없어서 성적을 내기가 조금 더 쉬웠다.

석사 프로그램에서 만난 아이들 중 대부분은 이미 낙방을 한두 번 이상씩 경험했다. 그래서 마지막 동아줄을 부여잡겠다는 처절함을 공통적으로 가지고 있었다. 또한 열댓 명이었던 우리는 서로 다른 과를 지망하면서도 똑같은 생활과 수업, 시험 스케줄을 함께 견뎠다. 그래서인지 1년 후, 우리는 이미 한 가족이 되어 있었다. 그중 유일하게 나와 같은 치과대학원으로 진학했던 마이크Mike는 아직까지 그때가 가장 고통스러웠지만 행복했던 시간이라고 떠올린다. 모두 다 같이 힘들었기 때문에 그만큼 덜 고통스러웠던 것 같다. 나와 마이크처럼 석사 프로그램을 시작하면서 전문대학원으로 지원하지 않은 동기들도 후년, 또는 내후년에 대부분 원하는 과로 진학했다.

나보다 두 살이 많았던 동기는 석사 프로그램을 졸업하면서 치과대학원에 지원했지만, 어디에서도 합격장을 받지 못했다. 그는 고심 끝에 내가 진학한 치과대학원 내에 있는 석사 프로그램을 1년 더 수강했다. 이 프로그램은 10명 미만의 학생들을 뽑는 치과대학원 속 프로그램이다. 그 동기는 우리 치과대학원의 석사 프로그램 담당자를 직접 찾아가 진심 어린 부탁까지 드렸고, 결국 합격할 수 있었다. 그는 또 한 번의 석사 프로그램을 시작하게 된 것이다.

외부에 잘 알려지지 않은 이 치과대학원 부속 프로그램은 1년간 치과대학원 1학년생들과 같은 수업을 듣게 되지만, 1년 후 특정 학위를 받는 것은 아니다. 하지만 전 과목에서 B 이상을 받으면 자동적으로 후년에 동일한 치과대학원 입학을 보장받을 수 있다. 게다가 A를 받은 수업은 치과대학원 입학 후 다시 수강할 필요가 없다.

그 동기가 치과대학원에 입학했을 때 나와는 두 학년 차이가 나게 되었다. 하지만 크게 보면 남들보다 2년을 더 쓴 것쯤은 별거 아니라고 본다. 몇 달 전 그의 졸업 후 소식을 전해 들었는데, 현재 플로리다 주에서 일하고 있다고 한다. 나는 그 친구를 보면서 같은 프로그램을 두 번 이수할 정도로 자신이 원하는 것을 달성하기 위해 열심히 노력한다면, 결국 목표를 이룰 수 있다는 것을 배웠다. 그리고 미국은 그렇게 달려가는 자에게 두 번째, 세 번째 기회를 계속 준다는 것도 깨달았다.

만약 석사 프로그램에 진학해야 한다면, 자신의 모든 것을 바쳐 공부할 각오 정도는 해야 한다. 이미 놓친 첫 번째 기회를 다시 잡으려면 그만큼 더 많은 시간과 노력을 투자해야 하기 때문이다. 물론 이 프로그램에서 대학 시절처럼 놀면서 대충 공부하는 아이들의 결과는 좋지 않았다. 개중에는 자신이 원하던 과를 포기하고 조금 더 입학이 쉬운 과로 부득이하게 진로를 바꾼 학생도 있었고, 아예 학업을 포기한 뒤 부동산 중개인이 된 친구도 있었다.

마침내 치대 합격! "올 여름에 뵐게요!"

몸과 마음을 바쳐 열심히 했던 석사 프로그램 첫 학기에는 생화학, 해부학, 신경해부학, 조직학, 면역학 등 모든 과학 수업에서 A를 받을 수 있었다. 아울러 그 즉시 각 치과대학원 원서의 성적표를 업데이트했다. 이로써 뒤늦게나마 몇몇 학교로부터 '면접을 보러 오라'는 메일을 받을 수 있었다. 면접 결과를 기다리는 하루하루가 천 년처럼 느껴졌고, 마음은 붕 떠 더 이상 공부가 손에 잡히지도 않았다.

2학기가 시작되고 얼마 후, 같은 프로그램에 있던 친구가 그의 고향인 일리노이 주의 한 치과대학원에 붙었다는 첫 번째 합격 소식을 전했다. 이후 의과, 치과, 약학과 등 동기들의 대학원 합격 소식이 뒤이어 들려왔다. 모두들 합격자들을 진심으로 축하해 주었지만, 그럴수록 더 초조해지는 건 비단 나뿐만이 아니었을 것이다. 몇몇 합격자들을 보면서 '쟤는 나보다 성적도 안 좋은데…'라는 생각으로 속이 끓은 적이 없다면 거짓말이다.

'나의 때도 오리라!'

그렇게 마음을 먹으며 기다릴 수밖에 없었던 나날들은 면접 전의 나날들보다 몇 배 더 갑갑했다. 그러던 어느 금요일, 내키지 않았지만 오후 수업을 마치고 도서관의 창가에 자리를 잡고 앉았다. 큰 유리창 밖으로 늘어선 플로리다의 야자수를 볼 수 있어 나름대로 위안이 되는 자리였다. 다음 주에 있을 생리학 시험공부가 더디게 진행될 무렵, 플로리다 지역 번호인 954로 걸려 온 전화를 받았다. 목소리를 듣자마자 나는 대번에 내가 1순위로 원하던 학교의 입학담당관임을 알았다. 전화가 올 이유는 하나였다. 입이 귀에 걸린 나는 뛰는 가슴을 진정시켰다.

"잠시만 기다려 주세요!"

우선 도서관 복도로 나왔다. 도서관 안에서 폴짝폴짝 뛰고 비명을 지를 순 없으니 밀이다.

"만약 지금 합격장을 준다면 우리 학교에 올 의향이 있습니까?"

입학담당관이 물어보았다. 면접 후에 이메일과 전화로 귀찮게 한 보람이 있었나 보다.

"올 여름에 뵐께요!"

전화를 끊은 나는 그 길로 가방을 싸고 도서관에서 나왔다. 그 후 석사 프로그램의 2학기 성적은, 영원히 비밀이다.

IX. 치과대학원 에피소드

화이트코트 세레모니

빳빳한 하얀 가운을 입은 학생들이 다소 어색한 듯 상기된 표정으로 입학식장의 앞부분을 채웠다. 뒤쪽에 앉은 가족들은 앞에 앉은 딸, 아들, 형제, 자매를 찾으려고 고개를 빼고 이리저리 살핀다.

"자, 이제 식을 시작하겠으니 모두 착석해 주십시오."

중년의 한 여자 교수님이 단상에 올라가 어수선한 홀을 진정시켰다. 학교의 연혁 및 교육목표를 설명하더니, 총학장님과 치과대학 학장님의 축사가 이어졌다. 평소 같으면 길고 지루했을 연설들이겠지만, 이제 막 의사의 꿈을 향해 달려가기 위한 첫 의식을 치른다는 벅찬 기대감 덕에 학생들의 눈은 단상에 고정되어 있었다.

해마다 미국의 의료대학원에서는 입학식과 같은 의식인 화이트코트 세레모니White Coat Ceremony를 연다. 입학을 하는 학생들은 가족과 친지들 앞에서 히포크라테스 선서를 하고, 초대된 가족들은 앞으로 펼쳐질 학생들의 새로운 여정을 축복하는 의식이다. 이날 학생들은 의사의 상징이라 할 수 있는 하얀 가운(화이트코트)을 입고 식에 참여한다. 우리 학교는 4년 내내 활동하기 편한 수술복(Scrubs)을 입고 다니기 때문에 실제로 하얀 가운을 입을 날은 정작 이 입학식 날밖에 없다. 하지만 처음으로 하얀 가운을 걸치고 가족들 앞에서 다지는 각오와 책임감, 자부심은 치과대학원을 다니는 4년 내내 이어진다.

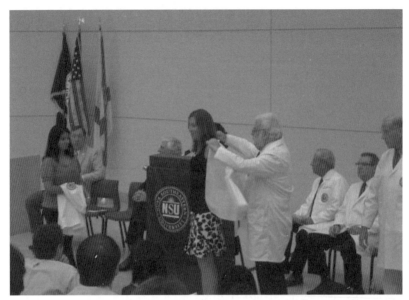
의사가 되기 위한 여정의 시작을 알리는 화이트코트 세레모니를 진행하는 학생과 교수

오만가지 학생들

입학식 당시 우리 반의 전체 인원은 105명이었다. 이 105명의 학생들은 인종, 언어, 나이, 출신 배경들이 정말 천차만별이었다. 특히 남미에서 이민을 온 히스패닉계 학생들이 많았다. 그도 그럴 것이 플로리다주는 미국의 최남단에 위치하고 있으며, 플로리다 주에서 가장 큰 도시인 마이애미는 쿠바의 수도인 아바나에서 약 373킬로미터밖에 안 떨어진 곳이다. 그리고 쿠바와 미국이 맺은 조약에 의해 미국은 연간 일정 수의 쿠바인들에게 미국 영주권을 주고 이민을 허가하고 있다. 이 이민자들 중 대부분이 고향과 가까우면서도 기후가 비슷한 마이애미

근방에 터전을 잡는다. 또한 베네수엘라, 도미니카, 아르헨티나 등에서 이민 온 학생들도 많았다. 그래서 학교에서는 늘 영어 반, 스페인어 반씩 뒤섞여 내 귀에 들어왔다. 나중에 내가 학교 클리닉에서 환자를 볼 때에도 많은 환자들이 영어를 전혀 못하는 히스패닉계였다. 그래서 나는 환자를 확보하기가 어려웠다.

히스패닉계 학생들이 많다는 것보다 더 신기했던 것은, 학교에서나 동네에서나 동양인을 찾아볼 수 없다는 것이었다. 고등학생 시절에는 샌프란시스코와 실리콘밸리 근방에서 살다 보니 동양인들을 많이 볼 수 있었다. 대학생 시절에도 역시 로스엔젤레스와 오렌지 카운티에서 가까운 샌디에이고에서 살았기에 어디서든 동양인을 볼 수 있었다.

아이러니하게도, 한국에서 미국 캘리포니아 주로 왔을 때보다, 캘리포니아 주에서 플로리다 주로 왔을 때 받은 문화적 충격이 훨씬 더 컸다. 부끄럽지만 처음으로 영어를 제대로 쓰기 시작한 시기도 역시 플로리다 주의 치과대학원에 입학한 이후다. 캘리포니아에서는 학교를 가나 교회를 가나 한국 친구들이 항상 있었기 때문이다.

마이애미는 '미국 내 남미권 도시'라고 불릴 정도로 분위기가 전혀 미국답지 않다. 하지만 캘리포니아에서 한국 사람들 사이에서만 지냈던 나에게는 미국다운 경험을 선사한 첫 도시였다. 대학원에 와서 이러한 문화적 충격을 받은 사람은 나뿐만이 아닌 듯했다. 남미에서 마이애미로 이민을 와 정착한 2세들도 대부분 남미계 이민자들이 몰리는 학교들을 거치기 때문에, 그들 역시 다양한 인종들과 인간관계를 맺은 경험은 적은 편이었기 때문이다. 플로리다 주는 몇몇 도시를 제외하면 지역 전체가 아주 시골이나 다름없어서, 백인 친구들 역시 외국인을 볼 기회가 거의 없다고 한다.

그러나 이렇듯 한 학교의 한 반에서 공통적인 목표를 가지고 만난 각양각색의 동기들은 앞으로 4년 동안 싫든 좋든 부대껴야 했다. 그러니 상대들이 흥미로울 수밖에 없었다. 나 역시 외톨이가 되고 싶지 않은 만큼, 영어나 스페인어를 제대로 하지 않으면 학교 생활이 굉장히 힘들 것 같다는 느낌을 입학식 첫날에 받았다.

a) 나이는 중요하지 않아

학기를 시작하고 동기들을 알아가면서 느낀 점은 저마다 다양한 배경과 삶을 거쳐 이곳에 왔다는 사실이었다. 단연 눈에 띈 것은 동기들의 나이대가 다양하다는 점이었다.

나는 미국으로 유학을 오면서 한 학년을 낮춰 고등학교를 들어갔고, 대학교 졸업 후에는 1년 동안 일을 했으며, 또 1년의 석사 프로그램을 거쳐 치과대학원에 들어왔다. 그렇기 때문에 정석 단계를 밟아 입학한 동기들에 비해 3살이 많았다. 그럼에도 불구하고 치과대학원에 입학한 해에 나는 만 25살이었는데, 우리 반의 평균 입학 나이는 만 26살이 조금 넘었다. 가장 어린 학생은 만 21살, 가장 나이가 많은 학생은 만 36살이었다.

36살에 치과대학원을 입학한 동기생 야넷Yanet은 척 봐도 다른 학생들에 비해 나이가 좀 있는 것이 느껴졌다. 야넷이 대학원 진학 전 치위생사로 일했었다는 것만 어렴풋이 알고 있던 나는, 이 책에 그녀의 이야기를 싣기 위해 자세한 소개를 부탁했다. 야넷은 간단히 말할 수 있는 이야기는 아니라며, 일주일 뒤 장문의 이메일을 보내왔다. 그 내용이 아래와 같다.

마침내 치과의사가 되었네!(Finally a Dentist!)

안녕, 클레어.

치과의사를 희망하는 학생들을 돕는 일을 한다니 기뻐.

먼저, 치과의사가 되기까지 내 여정은 한마디로 고생 그 자체였지. 하지만 내가 치과의사가 되기로 한 것은 내 인생에 있어 최고의 결정이자 업적이야. 나는 1980년에 부모님과 함께 쿠바에서 미국으로 망명했어. 나는 우리 가족 중 유일한 의사이고, 아니 유일하게 고등학교 이상의 학력을 가진 사람이야. 나는 1993년에 치위생사 자격증을 땄고, 2004년까지 풀타임으로 일했어.

그때쯤 나는 내 인생에 더 큰 도전이 필요하다고 느꼈지. 당시 나를 고용해준 치과 선생님도 권장하셔서 다시 학교로 돌아가기로 마음먹었어. 하지만 그때까지만 해도 이 길이 이토록 고달픈 여정이 되리라곤 상상도 못했지. 나는 우선 4년제 대학 학위를 받아야 했는데, 아이를 키우면서 학교를 다시 다니는 것은 훨씬 많은 책임이 따랐거든. 당연히 다른 학생들에 비해 힘들었지. 나는 아무리 노력해도 DAT에서 높은 점수를 받지 못했어. 그래서 입학 가능성을 높이기 위해 석사 프로그램인 생명의학(Biomedical Science)을 했지. 주에 하루 정도만 치위생사로 일했어. 드디어 노바 사우스이스턴 대학교(Nova Southeastern University)의 치과대학원에 합격했고, 더 이상 일하는 것은 불가능했지.

그러다 1학년 재학 도중 남편과 이혼했어. 나는 그때 풀타임으로 학교를 다니면서 아이를 혼자 키워야 했고 모든 금전적인 부분은 학자금 대출에 의지해야 했어. 이 모든 것이 너무 힘들었지. 다행히도 내 아들이 당시 13살이어서 대부분의 일들은 스스로 알아서 했어.

2학년이 됐을 때 내가 공부에 집중할 수 있도록 아들의 양육과 금전적인 부분을 함께 노와준 멋진 새 남편을 민나 재혼했어. 그래도 재정적으로 우린 여전히 힘들었기 때문에 학자금 대출을 계속 받아야 했지만, 지금 생각해 보면 결국 모두 고생할 만한 가치가 있었어. 물론 지금도 빚이 많지만, 3학년 때 둘째아이를 가지면서도 치과의사가 되고 싶은 내 꿈을 결국 이뤘어.

몇 년간의 희생과 인내 후, 커리어를 바꿔 치과의사가 된 것에 보람을 느끼고 있어. 이 결정을 한 것에 대해서도 정말로 만족하고 있고. 그래서 나는 치과의사가 될까 늦게라도 고민하고 있는 모든 사람에게 꼭 하라고 말해 주고 싶어.

첫째, 나는 가난한 싱글맘이었고, 둘째, 아이를 임신한 상태로도 결국 다 해낸 나처럼, 진정으로 원하고 성실히 노력하는 그 누구나 해낼 수 있다고 말이야!

P.S. 미안, 편지를 쓰면서 너무 흥분돼서 더 짧게는 쓸 수가 없었어.

진심을 담아서, 야넷 디아즈

이혼 후 1년간 휴학한 뒤 복학했던 야넷은 4년 내내 항상 밝고 유머러스한 모습을 보여 주었다. 그래서 이 메일을 받기 전까지 그녀에게

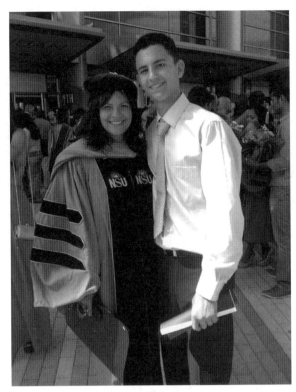

졸업식에서 고등학생인
아들 닉(오른쪽)과 함께 한
동기 야넷(왼쪽)

이런 개인사가 있었는지는 꿈에도 몰랐다. 늦은 나이에 학교를 시작한 것과 3학년 때 임신한 몸으로 학교를 다녔던 것에 대해 간단히 물어보려고 했을 뿐인데, 이런 그녀의 고달팠던 여정을 듣고 나니 이를 한 번도 내색하지 않았던 야넷이 정말 존경스럽다.

　서른이 넘은 나이에 치과의사에 도전한 야넷의 여정은 이렇게 정리해볼 수 있다. 그녀가 학교로 다시 돌아간 것은 만 31살 때였고, 당시 아들 닉은 6살이었다. 4년제 학사 학위를 받는 데는 2년 반이 걸렸고 (치위생사가 되기 위해 적어도 2년제 학위는 가지고 있었을 것이다), 석사 학위를 받는데 2년, 그리고 이혼 후 1년간의 휴학, 치과대학원에서 4년이 필요했던 것이다. 아주 긴 시간이 걸렸지만, 그녀는 그만한 가치가 있다고 거듭 말했다.

b) 전공도 가지가지

의외로 비과학 전공을 한 학생들이 꽤 있었다.

첫 번째 사례는 앞장에서 언급했던 사우스다코타 주 출신인 스티브다. 스티브는 29살 때 치과대학원에 입학했다. 사실 미국에서는 서로 나이를 잘 물어보지 않기 때문에 친구가 되고 한참 후에야 나이를 알게 된다. 머리가 좋아 공부도 잘하던 스티브는 의외의 경력을 가지고 있었다.

평소 요리를 자주 해서 반 친구들을 초대해 먹이던 스티브는 대학교에서 미술을 전공했고, 졸업 후에는 밴드에 들어가 베이스를 연주하며 몇 년간 생계를 이어 나갔다고 한다. 하고 싶은 것을 미련 없이 다 해본 뒤, 서른이 다 되서야 자신의 길을 결정한 것이다. 그래서인지 스티브는 대학교를 마치고 바로 치과대학원으로 진학한 어린 학생들에 비해 더 책임감 있고 성실하게 학교 생활에 임했다. 얼마 전 미네소타 주에서 열린 '신경치료 전문의 학회'에서 나는 1년차 레지던트로, 스티브는 막 수료한 신경치료 전문의로 다시 만났다.

손재주가 남달라 입학 직후부터 교수님들과 학생들 사이에서 입소문을 탄 동기생 한국인 오빠도 있다. 그는 한국 대학교에서 수의과를 다니다가 적성에 맞지 않아 고민하던 중 가족과 함께 미국으로 이민을 오게 되었다. 그 후 플로리다 주의 한 대학교에서 학부에서부터 다시 시작해 치과대학원에 진학한 것이다. 1년 치 정도의 교양과목 학점은 한국 대학교에서 들은 학점을 인정받았다고 한다.

항상 책가방에 다양한 공구들을 넣고 다니던 그 오빠는, 무슨 물건 이든 그 자리에서 척척 고치는 뛰어난 손재주를 갖고 있었다. 손재주가 절대적으로 중요한 치과대학원에서 그의 진가가 발휘되었고, 본인도 치과가 적성에 아주 잘 맞다며 흡족해 했다. 또한 성실했던 그는 수업 이 끝난 저녁 시간에는 실습실(Laboratory)로 가서 동기생들과 후배들 에게 많은 도움을 주는 등 학교 생활을 아주 성실하게 했다. 그는 졸업 후 현재 자학교 구강외과에서 수련 중이다.

내가 고속 석사 프로그램을 이수한 학교에서 2년짜리 프로그램을 했던 로지Rosie는, 치과대학원으로 진학을 원했지만 석사 학위 취득 후 우리 학교에 있는 약학대학원으로 진학했다. 약학대학원에서 1학년을 다니던 중 로지는 결국 자퇴서를 내고 다시 입시를 준비했다. 그녀의 원래 계획대로 치과대학원에 가기 위해서였다.

약학대학원이나 치과대학원이나 대학교 학부에서 이수해야 하는 필 수과목은 같았다. 로지는 재학했던 약학대학원과 학교가 같다는 점을 이용하여, 앞에서 설명했던 우리 학교 치과대학원의 1년짜리 석사 프로그램에 다시 들어갔다. 각 과목당 B 이상만 받으면 치과대학원으로 진학이 보장되는 이 프로그램을 성공적으로 마친 로지는, 결국 처음에 원했던 치과대학원에 입학했다.

이들 모두 치과대학원에 입학하기 위해 몇 년간 다른 경로를 빙 돌아온 것이다. 하지만 이로써 이들은 여러 분야에서 많은 경험을 할 수 있었고, 치과가 자신들이 가려는 길임도 확신할 수 있었다. 그러니 멋모르고 부모님에게 등 떠밀려 온 어린 학생들에 비해 훨씬 더 알찬 학교 생활을 하고, 그들이 가진 진가를 백분 발휘했다.

c) 출신도 방방곡곡

치과대학원에서 만난 학생들은 전국 방방곡곡의 다양한 대학교 출신들이었다. 아무래도 한국적 사고방식이 여전히 남아 있던 나는 학기 초에는 아이비리그를 졸업한 동기들에게서는 무언의 중압감을 느꼈고, 생전 처음 들어보는 시골 대학교 출신 동기들은 나도 모르게 무시했던 것 같다. 하지만 학기 말에 반에서 10등 안에 든 학생들 중 대부분은 바로 그런 '이름 없는' 대학교 출신이었다.

나는 처음에 이해가 되지 않았다. 만약 플로리다 주민에게 제공되는 학비 혜택을 받기 위해 그 주의 공립학교를 갔다면, 적어도 주 안에서 1위인 플로리다 대학교(University of Florida)도 갈 수 있었던 것이다. 하지만 '가족과 가까이 살고 싶어서'라던가 '이 도시가 더 마음에 들어서' 혹은 '이 학교 풋볼팀이 좋아서'라는 이유로 시골 대학교를 선택했을 뿐이었다. 그러다가 이 치과대학원에 '가뿐히' 온 '진짜 무서운 학생들'이었다.

이런 예도 있었다. 한 선배는 자신이 하버드 치과대학원에 합격을 했는데, 결국 우리 학교 치과대학원에 왔다고 말했다. 미국 아이들은 '그렇구나' 하고 넘겼지만 몇몇 학생들은 '에이 설마'라며 의심했다. 이를 눈치챈 선배는 간직하고 있던 합격장을 모두에게 공개했다.

그 선배의 생각은 간단했다. 자신은 결국 고향인 플로리다 주에서 아버지와 함께 치과를 운영할 것이니, 플로리다 주 내에 있는 학교를 가는 것이 환자들의 인지도를 더 높일 수 있다는 것이다. 또한 온 가족이 있는 따뜻한 플로리다를 떠나 하버드 대학교가 있지만 날씨도 추운 보스턴까지 굳이 갈 이유가 없다는 것이었다.

나는 이로써 미국인들이 우선적으로 추구하는 것이 우리와 많이 다르다는 것을 알게 되었다. 물론 모두가 그런 것은 아니지만, 많은 미국인들이 사립학교보다는 학비가 저렴한 공립학교를, 혹은 자신의 학창 시절을 행복하게 보낼 수 있는 지역에 학교가 있는지를 먼저 생각했다. 이들과 함께 지내다 보니 나 역시 이들로부터 많은 영향을 받았다. 그래서 나도 전문의를 지원할 때 오로지 내가 살고 싶은 지역의 병원에만 지원했다. 합격을 구두로 보장해 준 프로그램도 있었지만, 원하는 지역에 없었기에 원서를 넣지 않았다.

치과대학원을 다니면서 학교에 적응을 못해 자퇴를 하는 경우도 종종 봤다. 시작을 안 한 것만 못한 안타까운 경우다. 이런 경우를 피하려면 학교를 선택할 때 자신만의 우선순위를 정해야 한다. 그러니까 자기가 우선시하는 게 '학교의 명성'인지, 아니면 '학교가 있는 지역'인지 곰곰이 생각해야 한다. 남의 말에 휘둘려서는 안 된다. 4년이라는 시간은 짧을 수도 있지만, 불행하다고 생각하며 보내기에는 너무도 길기 때문이다.

엄마는 뭐든 할 수 있다!

요즘은 어느 직업군에서나 여성의 비율이 점점 늘고 있다. 화이트코트 세레머니 날 학장님도 이 점을 가리키셨다.

"놀랍군요. 이번 신입생의 성비는 6:4이며, 여자가 60퍼센트입니다."

이를 들은 입학식장의 모든 여학생들은 환호했다. 현직에서 은퇴하신 60~70대 교수님들은 하나같이 입을 모아 당신들의 학창 시절에는 100퍼센트 남학생이었는데, 지금은 세상이 많이 바뀌었다고들 하셨다.

내가 보기에 치과는 여자들이 전공하기에 꽤 적합한 과인것 같다. 0.1밀리미터의 디테일도 살릴 수 있는 디테일한 손재주가 필요하기 때문이다. 물론 여자를 능가하는 기가 막힌 손재주를 가진 남학생들도 많이 보았다. 여자보다 더 깔끔하고, 옷 입는 센스도 더 멋지며, 무엇보다 훨씬 정교한 작품을 만드는 남학생들 말이다. 그렇지만 일반적으로 여자가 남자에 비해 손재주가 꼼꼼한 경우가 많기 때문에 치과가 적성에 맞을 가능성이 더 높은 것 같다.

그러나 아무래도 여자는 가정과 육아의 문제를 고민하지 않을 수 없다. 이미 결혼해서 아이가 있거나, 결혼한 직후에 입학을 하고 학기 중에 임신을 한 동기들도 있었다.

입학 당시 세 살짜리 딸이 있던 제시Jessie는 그야말로 '슈퍼 맘Super mom'이었다. 체구가 작고 눈이 똘망똘망했던 그 친구는 학업과 육아를 겸하면서도, 주문 제작을 해야 할 법한 케이크를 특별한 날마다 반 친구들을 위해 만들어 오곤 했다. 역시 엄마는 강한가 보다. 내 몸 하나 뒤치다꺼리하기조차 힘들던 나에 비해, 제시는 같은 시간에 몇 배의 삶을 살아낸 것이었다.

맨디Mandy는 2학년 1학기가 끝난 겨울방학 동안 고등학교 때부터 사귀던 남자친구 토머스Thomas와 결혼식을 올렸다. 맨디는 바로 아기를 가졌고, 3학년 1학기부터 시작되는 병원 실습에 부른 배를 안고 매일같이 열심히 나왔다. 그녀는 오랫동안 서 있거나 몇 겹을 걸친 가운이 너무 더울 때마다 어지러웠다고 했다.

하필 그녀의 출산 예정일과 중간고사 시험 기간이 겹쳤었는데, 맨디는 출산하는 날 오전까지 시험을 본 뒤 진통이 시작되자 병원으로 옮겨졌다. 출산 후 한 달의 휴가를 가졌고, 다른 학생에 비해 한 달을 쉬었

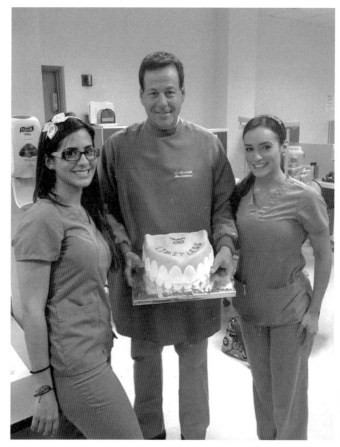

교수님의
생일 케이크를
만들어 온
슈퍼 맘 제시
(오른쪽)

음에도 불구하고 성실했기에, 졸업에 필요한 클리닉 과제를 너끈히 제시간에 마칠 수 있었다.

"맨디, 육아와 공부를 병행하는 것이 힘들지 않니?"

나는 출산 후에 학교에 복귀한 맨디에게 물어보았다.

"사실 일 스케줄을 밤이나 주말로 바꿔가면서 아기를 돌봐 준 남편이 있었기에 가능했어."

그녀는 남편에게 모든 공을 돌렸다. 평일에 맨디가 학교에 가는 동안 토머스는 집에서 아기를 돌보고, 맨디가 집에 있는 저녁과 주말 동안 토머스는 일을 했던 것이다. 하루 종일 학교 병원에서 환자들과 씨름을 하고 집에 가면 파김치가 되는 나였는데, 맨디는 밤새도록 아기를 돌보고 병원으로 출근을 했던 것이다. 그리고 토머스도 '외조의 왕'이자 '대단한 아버지이며 남편'이라는 생각이 든다.

여자들의 경우 결혼, 출산, 육아의 부담 때문에 뒤늦게 학교에 진학하는 것을 아무래도 주저하게 되리라. 하지만 이처럼 초인적인 힘을 발휘하는 사례들도 있다는 점을 참고하면서 긍정적인 쪽으로 생각해 보면 좋을 것 같다.

공부, 공부, 또 공부

의료대학원은 1학년 때가 육체적·정신적으로 가장 힘들다는 데 다들 공감하는 편이다. 한국으로 치면 본과 1학년 때의 공부가 가장 힘든 것과 같다. 그래서 1학년을 잘 넘기면 나머지 학년은 대개 무난하게 보내고 졸업할 수 있다. 그렇기 때문에 대부분의 유급자나 퇴학자도 1학년 말쯤에 생긴다.

8월 초에 시작한 가을 학기는 시작과 동시에 그야말로 생존 경쟁이었다. 1학년이 제일 힘들다는 것은 익히 들어 너무 잘 알고 있었고, 각

지에서 온 동기들과 서로 마주하면서 긴장하지 않을 수 없었다. 그렇게 시작된 학교 생활은 신기하게도 힘들면서 재미있었다. 아침잠이 많은 나는 대학교 시절에는 수업을 모조리 오후로 몰아 수강신청을 했기에 큰 문제가 없었다. 하지만 치과대학원 1학년 당시에는 오전 수업이 매일 있어 생활 패턴을 통째로 바꾸는 수밖에 없었다. 학기 초에는 교수님들마나 출석체크를 얼마나 열심히 하시는지, 땡땡이를 쳤다간(점점 고학년이 될수록 그랬지만) 찍히기 십상이었다. 그래서 침대에서 일어나기 힘들 때마다 나는 눈을 감은 채 중얼중얼 되뇌이곤 했다.

"이 자리에 오고 싶어 하는 나보다 뛰어난 인재들도 참 많을 텐데…"

그러면 정말 거짓말처럼 눈이 번쩍 뜨이고 감사하는 마음이 생기곤 했다. 나는 학교 생활을 하면서 마음가짐이 얼마나 많은 것을 좌우하는지, 또 본인에게 어떠한 영향을 미치는지 보고 느꼈다. 입학식에서 한 교수님의 말씀이 기억에 남는다.

"이 자리에 있는 여러분을 다 제외하고 4,000여 명의 지원자 가운데 새로운 100명을 뽑는다면 말이지요, 어쩌면 더 나은 100명의 학생들을 뽑을 수 있습니다. 그러니 여러분은 항상 감사하는 마음을 가지고 성실하게 임하세요."

나는 학교 생활 내내 교수님의 이 말씀을 되새겼다.

a) 블랙 옥토버

수업은 월요일부터 금요일까지, 점심시간 1시간을 제외하고 오전

8시부터 오후 5시까지 계속되었다. 하루 종일 수업한 것을 내 것으로 만들려면 방과 후에 도서관으로 직행할 수밖에 없었다. HPD(Health Professional Departments) 도서관은 항상 촌스러운 진한 녹색(1학년들이 입는 옷의 색상) 수술복을 입은 신입생들이 득실거렸다. 다행히 수업 내용은 내가 1년간 석사 시절에 공부했던 과목들과 많이 겹쳤다. 나는 이미 배운 것을 복습한다고 생각했기에 그만큼 마음의 여유를 가진 것 같다.

그럭저럭 하루 8시간의 수업과 방과 후 도서관 생활에 슬슬 적응이 되가나 싶을 즈음, 코앞에는 이미 '블랙 옥토버Black October(암울한 10월)'가 다가와 있었다. 선배들은 1학년 1학기의 10월을 그렇게 불렀다. 과목마다 기말고사는 한 번이지만 중간고사를 10월 초에 한 번, 말에 한 번 보는 경우가 있기 때문이다.

수강해야 하는 과목이 10개가 넘는 수업과 난생처음 접해보는 치과 실기 시험 연습까지 있기에, 10월 내내 하루 한 과목 이상의 시험을 치러야 했다. 시험 기간이지만 수업 시간표는 평소와 동일했고, 시험 공부를 할 수 있는 시간은 5시 방과 후, 혹은 실습실(Laboratory)에서 실기 연습이 끝난 밤부터였다. 평소에 규칙적으로 공부하는 습관을 익히지 못했던 내 유일한 승부수는, 20여 년 동안 써왔던 벼락치기 공부뿐이었다. 그래서 수업 후 저녁부터 공부를 시작한 뒤 그 다음 날 새벽 4~5시까지 공부하기를 10월 내내 반복했다.

하지만 이상하게도, 어느 순간부터 이런 나날들을 즐기고 있는 나를 보게 되었다. 나뿐만 아니라 같이 공부하던 친구들도 어쩌면 다시 오지 않을 이 시기를 은근히 즐기고 있었다. '이런 게 치대 생활이구나', '힘들다는 공부가 이런 것이구나' 하는 등의 감상에 젖은 것이다.

자정을 넘어서도 도서관에서 공부하다가 동기와 마주칠 때마다 서로의 모습을 보곤 했다. 아침 첫 수업 때 입고 있던 초록색 수술복을 그대로 입은 채였다. '너도 아직 집에 못 갔니?'라고 말하는 듯한 씁쓸한 공감의 눈빛을 교환하는 것도 나름대로 낭만적이었다. 이 말도 안 되는 살인적인 시험 스케줄을 나 혼자 겪고 있었다면 지치고 힘들었겠지만, 104명에 달하는 젊은 영혼들이 모두 함께 헤쳐 나가고 있다는 생각을 하면서 어쩐지 더 힘이 나고 즐거웠던 것 같다. 정말 모든 것은 마음먹기에 달린 것이다.

b) 족보 그리고 정신력

1~2학년의 교과 과정은 그 양이 너무나 방대하다. 이 때문에 혼자 교과서로 공부하는 것은 사실상 불가능한, 아주 미련한 짓이다. 그래서 대대로 선배들을 통해 내려오는 '테스트 패킷test packet'이라는 '족보'를 사용한다. 이 족보는 수백 장을 아우르는 교과서를 요점 정리한, 10여 년간의 시험 문제들을 과목별과 교수별로 각각 모아둔 것이다. 이 금싸라기 같은 존재는 해를 거듭하면서 내용이 더하고 더해져 우리 때에는 1학년 과정만 CD 4장 분량에 달했다.

매해 업데이트되는 이 자료는 바로 위 학년으로부터 아래 학년이 구매하는 식으로 대물림되었다. 이것은 교수들도 다 아는 '비공식적이면서 공식적인 자료'일 뿐이다. 그래서 이것만 믿고 시험 문제들을 외워가는 것은 좀 무모하다. 새로운 교수가 부임해서 작년의 시험 자료를 전혀 사용하지 않는 경우도 있었기 때문이다. 또한 시험 문제의 지문이 장황해서 해당 시험을 본 선배들조차 미처 문제를 기억해내지 못한다면 족보가 턱없이 부족할 수밖에 없었다.

많은 대학원들이 '통과 혹은 낙제 제도(Pass or Fail)'를 많이 도입한 데 반해, 우리 학교는 점수와 등수가 나오는 상대평가 제도를 운영했다. 이 때문에 우리 학교 학생들은 아무래도 성적에 대한 부담이 있을 수밖에 없었다. 그런데 살인적인 시험 스케줄 때문에 좀비처럼 된 대부분의 학생들에 반해, 이상하리만치 쌩쌩한 학생들이 간간이 있었다. 알고 보니 이들은 주의력 결핍장애(Attention Deficit Hyperactivity Disorder, 이하 ADHD) 환자들이 복용하는 약을 이용하고 있었다. 이 약은 의사 처방이 있어야 하기 때문에 학생들 사이에서 암암리에 거래되었다. 물론 가격도 ADHD 환자들이 약국에서 합법적으로 살 때보다 높았다.

나도 수면 부족으로 집중하기 힘들어 고생할 때 친구들이 약을 권하기는 했다. 하지만 나는 그런 제의를 늘 거절했다. 약의 힘을 빌려 점수나 등수가 조금 더 오르더라도, 졸업 후에 나를 돌아보면 나 자신에게 그리 떳떳하지 못할 것 같아서였다. 나는 우리 반 시험에서 1등을 한

적도 있고, 거의 백지인 시험 답안지를 낸 적도 있다. 그래도 이런 경우들 모두 내가 정직하게 시험을 치른 결과이기 때문에 나는 떳떳하다. 학교 생활에서 약은 필요없다.

c) 인간관계와 성적의 연관성

1년 선배였던 케빈Kevin이라는 백인 학생은 미주리 주가 고향인, 흔히 말하는 촌뜨기였다. 하지만 그를 처음 보면 시골에서 왔을 것이라고는 상상할 수도 없다. 더군다나 썩 잘생긴 외모가 아님에도 불구하고 2학년이었던 그는 단연 돋보였다. 건방져 보일 정도로 온몸에서 내뿜는 자신감 때문이었을까, 일주일에 적어도 6일은 가꾼다는 보디빌더 같은 몸매 때문이었을까, 학기 초에 이름은 몰라도 "왜 그 금발 선배 있잖아" 하면 동기들은 누군지 다 알았다. 그리고 그 선배는 자신의 그러한 아우라를 너무나 적절하게 잘 이용했다.

졸업 후 전문의를 하고 싶어하는 학생들 중 대부분은 학교에 다니는 동안에는 그 포부를 숨기곤 했다. 희망하는 전공과에 따라서 상위권 성적이 필요할 수도 있고, 전문의가 되기 위해 더 공부하겠다는 것은 '쿨하지 못한 범생이나 하는 짓'이라고 여기는 학생들이 많았기 때문이다. 물론 학교마다 전문의 수련에 대한 시각이나 분위기는 다른데, 우리 학교만큼은 적어도 그랬다. 전문의 지원 준비를 시작해야 하는 3~4학년이 되서야 누가 어떤 과를 지원하는지 서서히 드러나기 마련이었다. 심지어 최종 합격 전까지 감쪽같이 숨기는 학생들도 있었다.

그러나 케빈은 달랐다. 전문의 중에서도 들어가기 어려운 과 중 하나인 교정과를 들어가겠다고 1학년 때부터 노래를 부르고 다녔다. 그와 별로 친분이 없던 나조차도 '그렇게 공개적으로 외치고 다니다 못 들어가면 망신일텐데…' 하는 노파심이 들 정도였다. 이런 주책 케빈에게 눈에 띄는 장점이 한 가지 있었는데, 그것은 바로 학교에서의 인간관계였다. 교수님들은 물론이고 치과 클리닉 내 어시스턴트, 치위생사, 선배 들과의 관계가 너무나 좋았다. 특히 중년의 치위생사들에게 애교를 피우는 모습은 여자인 내가 봐도 얄미울 정도였다.

동기들이나 선배들과의 좋은 관계가 학교 생활에 영향을 미치듯, 교수님들과 치위생사들과의 원만한 관계 역시 클리닉 활동과 연관이 있다. 사람이 주관적으로 평가하는 실기 성적은 그 어떤 객관적인 채점 제도를 사용하더라도 완벽하게 객관적이기는 어렵기 때문이다.

자메이카로 함께 봉사활동을 갔을 때, 케빈은 카리브 해에서 수영을 하면서 곧 있을 자신의 전문의 지원에 관해 또 아무렇지 않게 말을 꺼냈다. 우리 학교에서 등수는 본인만 알 수 있는 비공개 사항이었다. 그런데 케빈은 자신의 등수를 거리낌 없이 이야기했다. 일반적으로 치과대학원의 등수는 큰 이변이 없는 한 1학년 말에 받은 성적이 4년 내내 이어지는 경우가 대부분이다. 왜냐하면 1학년 기초과학 수업에서 성적이 크게 갈리고, 실기와 교과 성적이 반반 정도 적용되는 2학년부터는 성적 차이가 그리 많이 나지 않기 때문이다. 거의 100퍼센트 실기로 채점되는 3학년부터는 성적이 요지부동이라고 보면 된다.

그런데 이제 곧 교정과를 전공하려는 케빈의 1학년 말 성적은 놀랍게도 반에서 상위 50퍼센트에도 들지 못했다고 한다. 그로부터 2년 후, 3학년을 마친 시점에서 그는 자신 위에 있던 50명 이상을 제치고 상위권에 오른 것이다. 그는 분명 피나는 노력을 했을 것이다. 그렇지만 대부분 비슷한 성적을 받는 실기만으로 성적을 그토록 많이 올린다는 것은 사실상 불가능하다. 그러나 그는 그 점을 역이용했다는 것이다.

나는 그것이 어떻게 가능했느냐고 물었다. 케빈은 보철과 실기를 예로 들었다. 우리에게는 보철과 실기 등 3~4학년 내내 학교 클리닉에서 해내야 하는 졸업 과제들이 있다. 학교에서는 혹여나 모든 과제를 4학년 때로 미뤄놓고 3학년 때 성실히 일하지 않을 학생들이 생기는 것을 방지하기 위해 3학년 때 중간 체크를 하고 성적을 준다. 그래서 대부분의 학생들은 본인에게 무작위로 배정된 환자들에게 필요한 치료들을 우선 진행한다. 한마디로 여러 분야의 과제를 닥치는 대로 채워 나가는 것이다.

하지만 그러다 보면 보철 과제를 3~4학년 내내 골고루 해낼 수 없는 경우가 다반사였다. 만약 10개의 과제를 2년 동안 해내야 한다면, 3학년 때 5개, 4학년 때 5개라는 비율이 아닌 3:7, 혹은 2:8이 대부분이었다. 그렇기 때문에 대부분의 학생들은 3학년 때 낙제를 면할 정도의 최소 과제량만 해낸 뒤, 4학년 때 나머지를 해낸다.

3학년이 된 뒤 하루 종일 클리닉에서 환자를 볼 때는 그 누구도 보철과의 과제 점수가 1학년 때 밤을 꼬박 새며 공부하던 기초과학 수업

6~7개를 합친 학점에 상응한다는 것을 계산하지 못했다. 보철과의 학점은 총 22학점인데 반해, 병리학 등 어려운 1학년 수업은 3~4학점에 불과했던 것이다. 그 사실을 잘 이용한 케빈은 3학년 때 이미 보철과의 2년 치 과제를 모두 끝내 버렸다.

3학년 말 클리닉의 중간 채점에서 반 전체 평균 점수가 70점대였지만, 케빈은 만점에 가까운 성적을 받았다고 한다. 거기다 받은 점수의 곱하기 22학점이 되어 버리자 석차가 기적처럼 뛰어오를 수밖에 없었던 것이다. 일단 '곱하기 22학점'의 의미는 다음과 같다. 예를 들어, 3학점짜리 수업에서 90점을 받으면 '$90 \times 3 = 270$점'이고, 22학점짜리 수업에서 100점을 받으면 '$22 \times 100 = 2200$점'이다. 만약 한 학기에 3학점짜리 수업 하나와 22학점짜리 수업 하나, 즉 이 두 수업밖에 없었다면, 이 경우 학기 평균은 '$(270점 + 2200점) \div 25학점 = 98.8점$'인 것이다. 즉, 모두가 1학년 때 힘들게 공부했던 수업들이 3~4학점짜리였던 데 비해 보철과 실기는 22학점짜리라, 보철과 실기에서 월등히 높은 성적을 받은 덕에 케빈의 학기 평균 성적이 껑충 올랐다는 뜻이다. 물론 이러한 채점 방식을 아는 학생은 거의 없었다. 그리고 설사 그 사실을 알고 있었더라도, 자신의 과제를 수행하는 데 필요한 환자들을 찾아냄으로써 과제를 1년 안에 모두 끝낸다는 것 역시 쉬운 일은 아니다.

케빈은 3학년이 끝날 무렵 각 과의 2년 치 과제를 거의 다 끝냈다. 아마도 졸업 과제를 끝낸 4학년 선배들로부터 남은 환자들의 치료를 양도받았을 수도 있고, 무작위로 환자를 배정하는 접수부의 직원과 친해져 '무작위이지만 실제로는 무작위가 아닌 방식으로' 환자 배정을 받았을 수도 있다. 사실 방법은 끝없이 많다. 그러나 그 방법을 자신에게 유리하게 잘 이용할 수 있는 케빈과 같은 사람은 흔하지 않다.

케빈은 자신의 장점인 넓은 인간관계를 최대한 이용하여, 약점인 1학년 성적을 최대한 보완한 것이다. 일부에서는 이런 케빈을 좋지 않게 보기도 했지만, 이는 모두 시샘의 눈총일 뿐이다. 부정한 방법으로 성적을 올린 것도 아니고, 모두 자신이 이뤄낸 윤활한 인간관계를 통해 이득을 본 것이기 때문이다. 결국 그는 자기가 다니는 학교의 교정과에 합격했고, 무사히 전문의도 되었다고 한다.

d) 유급과 퇴학, 1학년만 견뎌라

블랙 옥토버가 끝날 즈음에 첫 번째 자퇴생이 생겼다. 그 학생은 학기 초부터 있는 듯 없는 듯 뒷자리에 조용히 앉아 있던 아이였다. 학기 초이기는 했지만 나는 워낙 말이 없었던 그 아이와 단 한마디도 나눠보지 못했다. 그나마 그 아이와 조금 친했던 친구들의 말에 의하면 시험 기간 내내 "이렇게는 4년 동안이나 다닐 수 없을 것 같다"라는 말을 줄곧 했다고 한다.

나는 '딱 1년만 고생하면 점점 나아질 텐데…', '정말 고생해서 들어온 학교일 텐데…', '이 자리에 들어오고 싶어 하는 학생들도 참 많을 텐데…' 같은 안타까운 생각이 들었다. 1학년이 끝날 무렵 즈음엔 6~7명의 학생들이 자퇴를 하거나 유급을 당해 같은 반에서 더 이상 볼 수 없었다. 점차 해가 지나면서 한 해에 1명꼴로 출석률 미달, 순환근무 무단 결석, 국가고시 불합격 등의 이유로 학교를 떠나거나 유급을 당했다.

그러나 머리가 좋지 않아서 유급을 당하는 경우는 없었다. 일단 몇 십 대 일의 경쟁률을 뚫고 합격을 할 정도의 실력이라면, 어느 정도의 기본기는 다 갖고 있기 마련이기 때문이다. 암기 과목이라면 무식하게 시간을 투자해 암기하면 되는 것이고, 머리를 써야 하는 과목이라도 10년 치를 아우르는 족보만 죽어라 파도 높은 점수는 아닐지언정 패스는 할 수 있기 때문이다.

물론 '쟤는 과연 어떻게 합격했을까?' 싶을 정도로 수업을 이해하지 못하는 동기들을 간간이 보기도 했다. 하지만 반전이 있다. 그런 학생들은 유급을 하지 않는다는 점이다. 오히려 이 학생들은 자신의 한계를 잘 알기 때문에 남들보다 몇 배의 노력을 죽어라 함으로써 낙제는 항상 면한다. 오히려 합격 후 태만해지거나, 심하게 게을러지거나, 동기들과 어울리지 못하고 학교 생활 자체를 힘들어 하는 학생들이 주로 유급을 하거나 퇴학을 당했다.

우리 학교의 유급 정책은 한 과목에서라도 최종성적이 70점 미만으로 나온 경우에 재시험을 볼 기회를 한 번 준다. 만약 그 재시험을 패스하지 못하면 유급을 당한다. 재시험은 기말고사 후 방학 첫 주에 치러지니, 재시험을 보게 된다면 방학은 그만큼 줄어드는 셈이다. 재시험을 몇 과목 이상 봐야 한다면 부담도 그 몇 배로 커질 것이다. 재시험을 한 과목이라도 패스하지 못한다면 학비를 모두 다시 내면서 1년 치 수업을 전부 다시 들어야 한다. 그리고 그 다음 해에도 패스를 하지 못한다면, 결국 퇴학을 당하는 것이다.

1학년 말, 유급 선고를 받은 학생들이 학교를 떠났다. 이들 중 대부분은 실패를 경험해 본 적 없는 어린 학생들이었다. 아마도 그 끔찍한 1학년을 되풀이할 자신이 없었나 보다. 개중엔 과를 바꿔 다른 의료대학원으로 진학하기도 했다.

우리 학년에는 윗 학년에서 유급을 당해 내 동기가 된 학생이 있었는데, 그는 의외로 아이비리그 대학 출신이었다. 그 학생은 학창 시절에는 극성스러운 엄마 밑에서 명문대 입학을 위해 공부에 시달렸고, 대학생 시절에는 치과대학원 입학을 위해 공부에 시달렸다고 한다. 치과대학원 진학 후 그는 자신의 인생을 살아보고 싶어 공부에 별로 신경쓰지 않았다고 했다. 그래서 한 과목을 패스하지 못했다. 그렇지만 바로 이 학생은 '유급'이라는 경험을 통해, 그러니까 평생 경험한 적이 없는 일을 통해 오히려 여러모로 성장한 것 같다. 자신의 경험을 부끄러워하거나 숨기기보다는 오히려 오리엔테이션 때 동기들 앞에서 자신이 유급을 하게 된 상황을 설명하면서, 자신의 경험에 대한 이야기가 신입생들의 학교 생활에도 도움이 될 것이라고 했다. 그는 지금 소아치과 전문의 수련 과정을 밟고 있다.

이렇듯 절대로 '머리가 나빠서' 낙제를 하는 게 아니다. 사실 공부의 양이 많을 뿐, 내용 자체가 어려운 것도 아니다. 난 오히려 대학교에서 이수해야 하는 과학 수업들이 훨씬 더 어려웠다고 생각한다. 원만한 인간관계와 열심히 하려는 의지, 그에 따른 노력만 있다면 치과대학원에서 꽤 즐겁게 생활할 수 있을 것이다.

유급 및 퇴학과 관련해서 가장 떠들썩했던 사건이 하나 있었다. 한 학생이 시험 도중 커닝을 해서 퇴학 처분을 받은 것이다. 당시 2학년 1학기에 듣는 수업인 약학 수업은 병리학과 더불어 유독 어려운 수업 중 하나였다. 약의 매커니즘을 이해하는 것도 어려운데, 암기해야 할 약 이름들도 너무나 많았기 때문이었다. 그래서 암기를 하는 데 시간을 많이 투자해야만 하는 과목이었다.

그런데 이 시험 도중에 우리 반 학생 한 명이 자신의 학생증 뒷면에 약 이름을 빼곡히 적어 놓았고, 그걸 시험감독관에게 들킨 것이다. 사람의 건강을 다루는 직업이니 만큼 의사의 양심과 도덕성을 최우선시하는지라, 그 학생은 유급도 아닌 퇴학이라는 엄중 처벌을 받았다.

퇴학 조치를 받았다는 것보다 우리가 더 놀랐던 점은 그 학생은 유급의 위험이 있던 턱걸이 학생이 아니라, 오히려 우리 학년에서 최상위권 학생이었다는 점이다. 등수를 유지하는 데 따른 부담 때문이었거나, 조금이라도 더 올릴 욕심 때문이었을까? 우여곡절 끝에 그 학생은 그 다음 해에 아래 학년으로 복학할 수 있었다. 하지만 순간의 어리석은 판단이 그 학생에게 학교 생활 내내 손가락질을 받게 만든 주홍글씨를 남긴 것이다.

공부만 하는 건 아니에요

a) 파티의 달인들

치과대학원에서, 공부만 죽어라 한다고 생각한다면 오산이다. 스트레스를 받는다면, 그것을 분출할 곳도 있어야 한다. 더군다나 우리 학교는 미국 내 최고의 휴양 도시 중 하나인 마이애미로부터 30분 거리에 있는 포트로더데일Fort Lauderdale이라는 도시에 있었다. 덕분에 학생회 측에서는 중간고사나 기말고사처럼 큼지막한 시험이 끝나면 학년에 따라, 혹은 전교생들을 위해 크고 작은 파티들을 기획해 주었다.

마이애미에 있는 호텔 야외 수영장 전체를 빌려 하와이식 파티를 하는 루아Luau, 해마다 다른 테마를 정해 단체로 코스튬을 차려 입고 포트로더데일에 있는 여러 펍pub들을 돌며 시음을 하는 펍 크라울Pub Crawl, 배우자나 애인을 초대해 대형 요트에서 벌이는 고급스러운 파티인 갈라Gala를 비롯해 수많은 파티가 존재했다.

치대 건물 내 여기저기 붙어 있던 파티 공고는 시험 기간 동안 좀비처럼 교내를 걸어 다니던 학생들에게 어느 정도 위안을 주었다.

"이놈의 시험만 끝나봐. 파티에서 완전 재미있게 놀거야! 이번 파티에서는 뭘 입을까?"

이렇듯 도서관에서 마주친 친구들과 시험 후에 있을 파티에 대해 의논하는 것도 치과대학원에서의 생활 중 소소한 행복이었다.

치과대학원에 막 입학했던 당시에는 '이 끔찍한 생활에서 하루빨리 벗어나고 싶다'는 생각만 했다. 아파트에 간간히 출현하는 도마뱀과 거의 1년 내내 지속되는 무더위도 그런 생각을 하게 되는 데 한몫 했다.

물론 치과대학원에 입학하기 전에는 '한국인이 없는 이곳에서의 생활은 어떨까?' 같은 호기심 섞인 설레임도 있었다. 하지만 캘리포니아로 처음 유학을 온 뒤 거의 한국 친구들과만 지냈던 나는, 주위에 한국인이 거의 없는 플로리다에서의 생활에 적응하기가 힘들었다. 또한 무자비한 학교 스케줄에 시달리면서도 마음을 열만한 친구도 찾지 못하다 보니 학기 초에는 속이 많이 아팠다.

그러다 한국에서 살던 동생이 근처로 어학연수를 오게 되었다. 동생은 1년에 한 번 열리는 우리 학년 파티에 같이 가고 싶다고 했다. 하지만 학교 행사에는 그동안 일절 참석하지 않았던 나였다. 어릴 때에는 나도 예쁜 드레스를 입고 미국의 화려한 파티에 가 보고 싶었었다. 하지만 정작 다른 학생들이 자신들과는 너무나 다르게 자라온 이 외국 학생을 무리에 껴 주지 않을 거라는 소심함이 어느새 앞섰다. 그래서 파티에 가 보고 싶다는 소망을 번번이 실행에 옮기지 못했다. 그러던 중 동생이 미국식 파티에 가 보고 싶다니, 언니로서 데려가지 않을 수가 없었다.

동생은 미국에 온 지 얼마 안 되었으니 나보다 영어가 훨씬 서툴 수밖에 없었다. 하지만 내 꺽다리 동생 이소원 양은 파티에서 우리 반 친구들에게 자신은 영어를 배우러 한국에서 온 '클레어 리의 동생'이라고 당당히 소개했다. 심지어 내 동기들에게 나를 소개해 주기까지 하는 게 아닌가!

그렇게 얼떨결에 동기들과 이야기를 시작한 뒤, 나는 모두에게서 이런 말을 들었다. 동기들은 나를 친구 사귀는 것에 취미가 없는, 공부만 할 것 같은 차가운 성격의 동양인이라고 생각했다는 것이다. '가까이 오지 말아라. 나는 아무하고나 친구하는 그런 쉬운 사람이 아니다'라고 말하는 듯한 깍쟁이 이미지가 풍겼다고 했다. '설마 나 같은 외국인과 친구가 되어 줄까?' 같은 소심한 마음을 갖고 있던 나와 서로 정반대의 오해를 하고 있었던 것이다. 소탈하고 순수한 동기들과 나는 그날 밤 파티 이후 모두 친구가 되었다. 동생을 파트너로 데려갔던 1학년 파티 갈라, 그때 만약 파티에 나갈 용기를 내지 않아 친구들을 만들지 않았더라면 남은 치과대학원 생활 내내 너무나 힘들었을 것이다. 그리고 나는 처음부터 미국 아이들을 색안경을 끼고 봤다. 하지만 고정관념을 버리고 나와 다르게 생긴 그들을 동기로 친구로 받아들이자, 그들도 마음을 열고서 다가와 주었다. 그제서야 프라이스 교수님의 말씀이 얼마나 옳은지 새삼 깨달았다.

석사를 마치고 치과대학원에 입학하기 전, 한국에 갔던 나는 다시 플로리다행 비행기를 타면서 엄마에게 이렇게 말했었다.

"엄마, 나 지금 마치 도살장에 끌려가는 기분이야."

꽃다운 내 20대 청춘 중 4년을 오롯이 공부에만 바칠 자신이 없었기

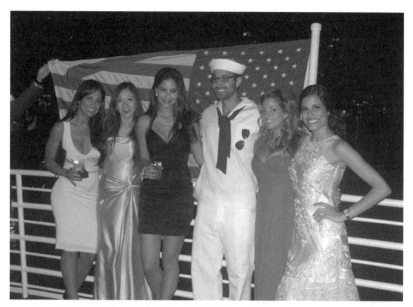

선상에서 열린 파티 갈라(왼쪽부터 멜리사, 나, 발렌티나, 라시드, 사만다, 줄리)

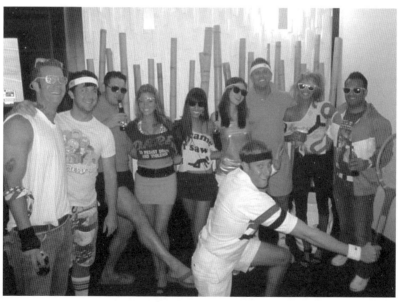

1980년대를 테마로 한 파티

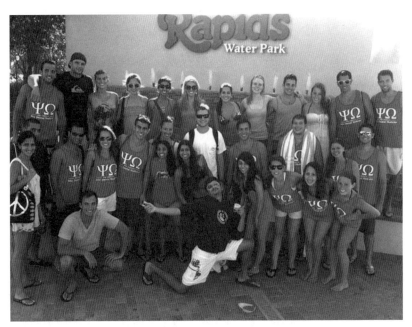

반 친구들 및 후배들과 함께(왼쪽에서 네 번째가 나)

때문이다.

그때 엄마는 안쓰러워하며 말씀하셨다.

"지원아, 앞으로 좋으나 싫으나 4년 동안 다녀야 할 학교야. 최대한
즐겁게 다니려고 노력해봐."

맞다. 좋으나 싫으나 어차피 해야 할 일이라면 즐기면서 하라고 말
씀하신 엄마가 현명하다. 학교 생활을 할 때도 마음가짐을 바꾸니 상황
을 보는 내 시각이 바뀌었고, 시각이 바뀌니 거짓말처럼 내 상황도 바
뀌었다.

b) 연애♡

피 끓는 20대 청춘 남녀들이 한 공간에 모여 합숙에 버금가는 생활을 4년 동안 하니, 핑크빛 사건들도 일어나기 마련이다. 어쩌면 학교생활 중에 학업 다음으로 학생의 가장 큰 관심사가 바로 이 연애일지도 모른다. 미국 각 주는 물론 캐나다, 인도, 남미 등지에서 유학 온 각양각색의 학생들이 하루 종일 모여 같은 수업을 듣고, 같은 시간에 점심을 먹으며, 같은 공간에서 의논하면서 같은 기술을 익힌다고 생각해 보라. 어느새 서로에게 끌리는 경우가 있기 마련이다.

나는 학기 초에 몇몇 친구들과만 어울려 다녔기 때문에 자연히 여러 동기들에 대해서는 잘 알지 못했다. 하지만 대부분의 학생들은 입학 후 단 몇 주 만에 누가 결혼을 했고, 약혼자가 있으며, 애인이 있는지, 그리고 누가 솔로인지를 완벽하게 파악하고 있었다.

우리 동기 중에는 유독 예쁜 여학생들이 많았다. 선배들도 우리 학년이 '전무후무한 미인들만 모인 학년'이라고 했다. 우리 학년 인기 절정의 미인들은 동급생들에게는 별로 관심이 없었는지, 입학과 동시에 유행처럼 3~4학년의 상급생 선배들과 교제를 했다. 우리 학교는 1학년부터 4학년까지 학년별로 통일된 색의 수술복을 교복처럼 입고 다녔는데, 1학년들은 짙은 초록색, 2학년들은 남색, 3학년들은 하늘색, 4학년들은 연두색이었다. 여학생들의 눈에 같은 색깔의, 색깔마저 우울했던 수술복을 입고 있는 꾀죄죄하고 어리버리한 동급생들이 눈에 들어올 리가 만무했다.

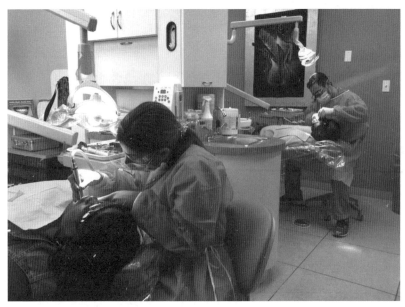

2학년부터 비밀 연애를 하다 4학년 때 결혼식을 올린 앤지(왼쪽)와 요니(오른쪽)

서리나Sarina라는 인도계 미국인 학생은 입학 직후부터 학교의 모든 남학생들로부터 주목을 받았다. 조막만한 얼굴에 금발로 염색해 늘어 뜨린 긴 머리, 큰 키에 만화같이 늘씬하고 볼륨감 있는 몸매는 같은 수술복을 입고 있는 105명의 학생들 중 단연 돋보였다. 고급 승용차로 등하교를 하는 것 역시 눈에 띄었고, 거기다 성격까지 털털하니 사람들이 호감을 가지지 않을 수가 없었다. 이런 서리나가 싱글이었으니, 선배들이 가만히 놔둘 리가 없었다.

서리나는 리키Ricky라는 3학년 선배와 급속도로 가까워졌고, 입학 후 몇 개월 만에 둘은 커플로 발전했다. 유명한 치과의사를 아버지로 둔 리키는 학년에서 상위권 성적을 유지하고 있었고, 근육질의 몸을 자랑하는 전도유망한 멋쟁이였다. 1학년 학생들이 방과 후에 모여 마네킹 환자로 실기 연습을 하노라면, 어느새 하늘색 수술복을 입은 리키가 와서 서리나를 도와주고 있는 게 자주 눈에 띄었다. 그럴 때마다 동급생들은 부러움 반, 시샘 반으로 속닥거리곤 했다. 2년의 연애 후 서리나는 3학년이 되고 얼마 지나지 않았을 때 깜짝 프로포즈를 받았다. 그녀가 받은 다이아몬드 반지의 크기 때문에 또 한 번 학교 전체가 술렁거렸다. 그로부터 1년 뒤, 그들은 동화 같은 결혼식을 올렸다.

그 당시 우리 반에는 농담 반 진담 반이 섞인 문구가 돌았다. 'Life of Sarina(서리나의 삶)'이라는 것이었다. 그녀가 멋진 프로포즈를 받고, 리키의 아버지가 대절해준 전용 헬기를 타고 예비 시부모님을 만나러 탬파를 가는 등 한마디로 환상적인 데이트를 가리키는 말이었다. 그런 얘기를 들으면 동기들은 하나같이 외치곤 했다.

"Oh~ Life of Sarina!"

이렇듯 졸업 때까지 지속된 캠퍼스 커플은 우리 학년 내에서만 다섯 커플 정도였고, 선·후배로 이루어진 커플 역시 다섯 커플쯤이었다. 또 우리가 일했던 치과 진료소의 접수부장을 맡았던 매력적인 사만다와 사랑에 빠진 제프 같은 경우도 있었다. 그러니까 100명의 동기 중 이미 결혼하거나 약혼한 학생들을 제하고 열대여섯 명 정도가 치과대학원에 와서 배우자를 만났으니, 학교는 1등 중매쟁이인 셈이다.

물론 이 커플들 모두 끝까지 잘 지냈다면 좋겠지만, 신입생 시절 초기에 성급하게 데이트를 시작했다가 얼마 지나지 않아 헤어진 경우도 종종 있다. 그런데 하루 종일 얼굴을 맞대야 하는 스케줄 때문에 본인들은 물론, 주변의 친구들까지도 어색해지곤 했다. 그러니 과 내에서 연애를 시작할 때에는 그만큼 더 신중해야 한다.

많은 사람들이 같은 분야의 일을 하는 사람을 배우자로 만나면 어떨까? 하지만 니는 치과대학원 입학 후 얼마 안 되었을 때부터 이에 결사 반대했다. 하루 종일 클리닉에서 씨름하고 저녁 식탁에서까지 환자 이야기와 치료 이야기를 하는 학교 친구들과는 함께 밥을 먹는 것조차 꺼림칙했기 때문이다. 하지만 클리닉에서 서로 돕고 의견을 나누는 커플들을 보면, 가정뿐 아니라 서로의 병원 일도 더 잘 이해해 줄 수 있을 것 같다. 즉, 직업이 같은 커플은 훨씬 더 많은 부분을 공유할 수 있다는 장점이 있는 것 같다. 직장 생활과 직장 밖에서의 생활의 균형을 잘 맞춘다면 더할 나위 없이 좋은 부부가 될 수 있을 것이다.

c) 잊지 못할 자메이카

학교 생활 중 가장 뜻깊고 보람된 일을 꼽으라면 자메이카로 2주간 떠났던 의료 봉사활동이다. 우리 대학원에서는 해마다 의과, 치과, 약학과, 검안과, 물리치료과에서 각각 팀을 만든 뒤 연합하여 카리브 해에 있는 섬나라인 자메이카로 의료 봉사활동을 떠난다. 의료대학원이 다 그렇듯이 대학교처럼 방학이 길지가 않아서 기껏해야 2~3주 정도만 활동할 수밖에 없었다.

처음에는 이 황금 같은 방학을 반납하고 플로리다보다 더 무더운 곳으로 떠나야 할지 고민했다. 하지만 봉사활동을 다녀온 선배들이 적극적으로 추천했기에 3학년이 시작되기 전 여름 2주간 자메이카로 떠났다. 100여 명 정도의 학생들이 여러 과에서 모였는데, 그중 치과대학원에서만 무려 40명이나 지원했다. 떠나기 한 학기 전부터 우리는 정기적으로 일주일에 한 번씩 모임을 가져 자세한 일정과 경로를 짰고, 치과대학원 학생들은 따로 치과 치료와 관련된 의료 용품을 구입하기 위해 모금 운동 역시 열심히 펼쳤다.

긴 시간의 준비 끝에 2011년 6월 어느 아침, 100여 명의 학생과 인솔을 하는 교수님들이 포트로더데일 국제공항에 모여 자메이카행 비행기에 올랐다. 첫 종착지인 수도 킹스턴의 시내 곳곳에는 병원들과 치과들이 보였다. 하지만 우리는 여러 마을을 돌며 교회나 학교에 간이 진료실을 만들어 치료비를 감당할 수 없는 주민들을 진료했다.

작업 환경이 열악하리라는 점에 대해서는 이미 각오했었다. 하지만 첫날 봉사활동 장소인 한 학교에 도착했을 때 나는 적잖이 당황했다. 명색이 학교라면 어느 정도의 기본적인 시설이 갖춰져 있을 줄 알았는데, 그야말로 빈 공간의 시멘트 바닥 위에 캠핑용 간이 의자 몇 개만 덩그러니 놓여 있었던 것이다. 물론 의료용 의자를 기대한 건 아니었지만, 환자를 낮은 접이식 간이 의자에 앉힌 채 바닥에 무릎을 꿇고 검사·치료를 해야 했기 때문에 몸은 훨씬 빨리 피로해졌다.

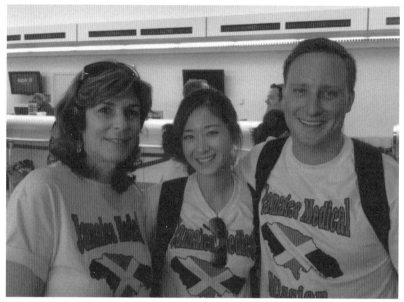

자메이카에 가기 전 포트로더데일 공항에서 존경하는 니콜스 교수님(왼쪽), 동기 벤(오른쪽)과 함께

매일 아침 세 팀으로 나뉜 의료진들은 각각의 준비물 박스를 분류해 배정된 차량에 싣고 1~2시간 정도 떨어진 각 진료소로 이동했다. 그런데 치과는 현장으로 날라야 할 무거운 박스들이 특히 많았다. 금속으로 된 치과 도구들 자체의 부피가 크고 무거운 데다가, 환자 한 명의 이를 하나 뽑는 데 필요한 도구만 적어도 3~4개 정도 되었다. 또한 한 환자에게 사용한 도구들은 다음 환자에게 사용하기 전에 모조리 소독해야 했다. 이때 사용되는 소독기는 물론, 소독하는 동안 필요한 여분의 도구들도 많이 가지고 다녀야 했다.

장갑이나 거즈, 메스, 스티치 도구들은 일회용이었지만, 텅 빈 공간에 치과 클리닉을 하나 차리는 셈이었기 때문에 가지고 다녀야 할 물건

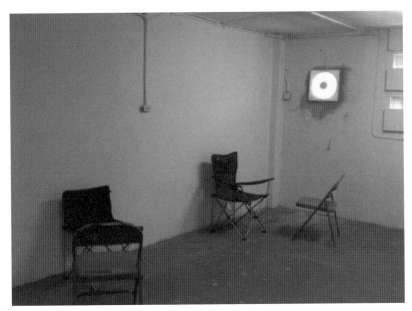

너무나 열악했던 자메이카의 간이 진료실

들이 너무나 많았다. "헬스장 왔다 생각하지 뭐"라며 남녀 할 것 없이 박스들을 씩씩하게 날랐다. 특히 우리 과 남학생들은 남학생이 없던 다른 과의 짐까지 대신 옮겨 주었다. 사명감을 가지고 와서일까, 서로 치열하게 경쟁하던 학생들의 모습은 온데간데없고, 서로에게 먼저 손을 내밀어 주었다.

아침 8시 즈음 클리닉에 도착했을 때, 환자들은 이미 건물 밖까지 긴 줄을 이루고 있었다. 단언컨대 어느 지역을 가든 치과를 찾아온 환자들의 줄이 가장 길었다. 우리들은 환자들이 여러 시간 동안 걸어서 진료소에 왔고, 반나절 동안 줄을 서서 기다린 것을 알았기에 대충 보고 돌려보낼 수도 없었다.

환자마다 최대한 많은 치료를 해 주고, 최대한 많은 환자를 보려고 했다. 그러다 보니 진료를 마치는 시간까지 아무것도 먹지 못하는 경우가 다반사였다. 30도를 웃도는 찜통더위에 선풍기 하나 없는 곳을 정신없이 뛰어다니다 보면 입고 있던 수술복은 땀에 홀딱 젖고 마르고를 반복해 새하얀 소금이 서려 있었다. 무엇보다 일하는 도중 식수가 떨어졌을 때는 정말 난감했다.

봉사활동 초짜였던 나는 처음에 스케일링과 충치 치료도 맡았지만, 시간이 지나면서 통증을 호소하거나 큰 염증이 있는 응급환자들의 발치에만 집중했다. 치과대학원에 들어가기 전 어시스턴트로 일했던 치과의 원장 선생님은 의료 봉사활동을 자주 다니시곤 했다. 그리고 봉사활동 여행을 다녀오고 나면 이런 말씀을 하셨다.

"아이고, 하루종일 이만 몇백 개를 뽑았는지 모르겠다."

원장 선생님은 밀려드는 환자를 막을 수 없어 밤새 일하다가 날이 샜다는 이야기도 해 주셨다. 전기가 없는 마을에서 환자를 치료할 때는 입안을 비출 수 있도록 이마에 두르는 등산용 램프를 준비해야 했다. 선생님은 등산용 램프의 건전지가 다 되어 더 이상 환자를 볼 수 없을 때까지 일하셨다고 했다. 우리는 대절한 차로 이동해야 했기에 일정 시간이 되면 접수하는 곳에서 환자를 더 이상 받을 수 없었다. 그래서 원장 선생님이 겪으신 것과 같은 일은 겪지 않았다. 물론 그 사실을 잘 알고 있었기에 우리 모두는 한 명의 환자라도 더 보려고 노력했다.

봉사활동을 다녀온 사람들이 흔히 '봉사를 하면서 얻어온 것이 더 많다'고 말하는 것을 본 적이 있을 것이다. 물론 환자도 자신을 오랫동안 괴롭혀온 극심한 통증과 염증이 해소되는, 오랫동안 보지 못했던 빛을 되찾았을 때의 기쁨이 클 것이다. 하지만 내가 배운 단순한 기술이 다른 사람들의 생활을 바꿀 정도의 큰 선물이 될 수 있다는 점은 봉사자만이 느낄 수 있는 기쁨이다. 또한 나와 같은 시대를 살아가는 사람들의 생활 환경이 얼마나 열악할 수 있는지, 나는 얼마나 많은 혜택을 누리고 있는지 새삼 깨달을 수 있다.

진료소 중 하나였던 자메이카의 세인트매리St. Mary에 위치한 교회에서 16살짜리 소녀를 만났다. 그 소녀는 한국과 미국에서도 흔히 볼 수 있는 사춘기 시절의 10대 소녀와 다를 바가 없었다. 치과 치료를 받기 위해 먼 곳에서 왔다는 것과 앞니가 몇 개 부러진 것 외에는 말이다.

짙은 화장과 연두색 치마로 한껏 멋을 부린 이 소녀는 나를 보자마자 눈물을 왈칵 쏟았다. 그 소녀는 아랫부분 앞니 세 개 정도가 부러진 채 뿌리만 남아 있었다. 거기에 염증까지 났으니 아마 한참 아팠을 것이다. 그런데도 동네 치과에 갈 돈이 없어 진통제만으로 버티다 온 것이었다. 안타깝지만 더 큰 감염을 막기 위해 소녀의 이를 뽑을 수밖에 없었다. 눈물을 주룩주룩 흘리며 발치를 받던 중 그 소녀는 나에게 이런 질문을 했다.

"지금 뽑는 이들은 얼마나 지나야 새로 나죠? 그동안 이렇게 다니느라 끔찍했어요."

그 순간 나는 미국에서 배운 대로 '영구치는 한 번 뽑으면 다시 나지 않습니다. 임플란트나 브릿지, 부분 틀니 중에 하나를 선택하세요'라는 대답을 기계적으로 내뱉을 뻔했다. 말문이 꽉 막혀 버렸다.

이 소녀의 삶에서 가장 중요한 것 중 하나는 한국이나 미국의 10대들과 마찬가지로 외모 가꾸기였을 것이다.

어떤 이들은 "개발도상국 국민들은 그저 질병 없이 살 수만 있으면 되는 거 아니냐"고 생각할지 모른다. 하지만 그들도 우리와 마찬가지로 아름다워지고 싶은 욕구가 당연히 있다. 마치 6.25 전쟁 직후 우리나라의 젊은 여성들이 미군 기지에서 흘러나온 화장품을 적잖은 돈을 들여 구입했듯이 말이다. 그 후 내가 환자 한 사람 한 사람을 더 인간적으로 대할 수 있게 해준 앞니 빠진 그 소녀, 요즘도 생각이 난다.

진료소에서 숙소까지 왕복 이동 시간이 길어 옆에 앉은 사람과 이야기를 나눌 기회가 많았다. 이 때문에 동기와 선배는 물론 인솔 교수님과도 깊은 대화를 나눌 수 있었다. 우리 팀 담당을 맡으셨던 로드리게스Rodriguez 교수님은 쿠바에서 망명해 온 교정과 치과의사였다. 그러나 미국으로 곧장 오지 못하고 오랫동안 유럽을 돌다가 여러 사람들의 도움을 받아 미국에 올 수 있었다고 한다. 아내와 두 딸도 따로 멕시코를 거쳐 미국 땅을 밟기까지, 교수님은 드라마 같은 과거를 회상하며 눈물을 글썽이셨다.

내 유학 이야기를 해 드리자, 로드리게스 교수님은 흥미로워하셨다.

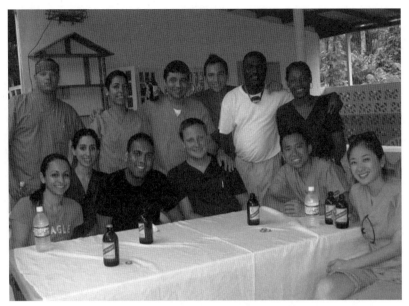

팀원들과 함께(맨 오른쪽이 나. 뒷줄 왼쪽에서 세 번째가 팀을 이끄셨던 로드리게스 교수님)

로드리게스 교수님은 한국에 대해 잘 알지 못하셨기 때문이다. 마이애미에는 한국인이 별로 없기 때문이기도 했다. 쿠바와 정치적 상황이 비슷한 북한에 대한 것이라든가, 남북한의 분단과 갈등에 대해 설명해 드리면서 로드리게스 교수님과 보다 더 인간적인 관계를 갖게 되었다. 그 뒤 교수님은 학생들 앞에서 나를 '한국의 공주'라고 부르셨다. 졸업한지 몇 년이 지났지만 아직도 로드리게스 교수님과는 서로 연락하며 잘 지내고 있다.

빡빡한 일정을 소화해야 했지만, 우리는 매일 저녁마다 숙소에 모여 친목을 다졌다. 틈틈이 숙소 앞 카리브 해안에서 피서객들 틈에 끼

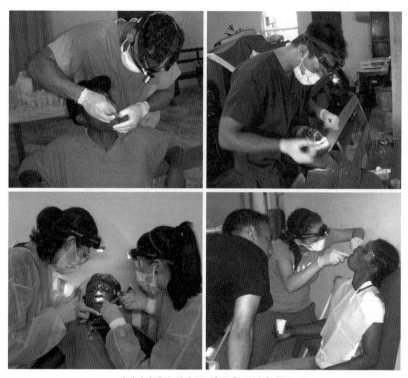

자메이카에서 치과 봉사활동을 하던 학우들

어 수영을 하기도 하고, 한 뼘 남짓한 구식 텔레비전 앞에 수십 명이 모여 마이애미 농구팀 결승전을 응원하기도 하고, 밤늦게 동네에 있는 자메이카 클럽도 가 보고, 새벽에 길거리 수레에서 파는 자메이카의 대표 음식인 저크치킨jerk chicken도 먹어 보았다.

보람과 즐거움을 모두 잡은 봉사활동 여행, 학생일 때 경험해 보는 것을 나는 적극 추천한다. 입학 당시에 다졌던 초심을 되새기며, 앞으로의 각오를 재정비하는 데도 의료 봉사활동만큼 좋은 기회가 없기 때문이다.

치과대학원에 관한 사적인 수다

a) 자랑하고 싶은, 존경하는 니콜스 교수님

자메이카에서의 마지막 날 저녁, 의료 봉사활동 10주년을 기념하여 저녁 만찬을 했다. 사실 이 모든 봉사활동은 자메이카 내에서 영향력 있는 한 정치가의 선거운동 수단으로 쓰일 것이라는 이야기가 학생들 사이에서 돌았었다. 아니나 다를까, 지역의 방송사와 신문사는 연일 봉사하는 학생들을 취재하고, 봉사자들의 자유 시간 동안에는 미리 기획해 둔 마을의 행사에 참석하게 했다. 그러니까 우리가 한 봉사활동의 공로가 다 그 정치인의 공로가 된 것이다. 치과 학생들을 인솔하셨던 니콜스Nichols 교수님은 이런 행위가 일어난 데 대해 안타까워하셨다. 그래서 반강제로 계획된 공식 행사에 학생들이 불참하겠다는 뜻을 받아들이셨다. 당신의 제자들이 특정 정치가의 도구가 되는 것을 원치 않으셨던 것이다.

이 의료 봉사활동을 처음 기획할 때 이런저런 이유로 치과의 참가가 불발될 뻔 했다. 하지만 치과 전체의 책임을 맡은 니콜스 교수님은 학생들이 귀한 경험을 하기를 바랐기에 열심히 추진하셨다. 그 결과 니콜스 교수님이 봉사활동 팀 전체에서 가장 많은 봉사자를 인솔하셨던 것이다. 6개 과에서 100명이 모였는데, 그중 40명 정도가 치과에서 왔다. 그러니까 실질적으로 가장 많은 봉사자가 참여하고 가장 많은 환자를 돌본 과가 치과였다. 그런데도 자메이카 의료 봉사활동 10주년 기념 만찬 행사에서 어쩐 일인지 니콜스 교수님만 제외한 5개 과의 인솔 교수들에게 공로패가 돌아갔다. 참다 못한 치과대학원 학생 대표 알렉스Alex가 무대로 나가서 사회자의 마이크를 뺏었다.

"니콜스 교수님, 앞으로 나와 주세요."

그렇지 않아도 우리는 우리의 봉사활동이 특정 정치가의 선거 홍보용으로 전락한 사실이 썩 달갑지 않았었다. 그런 상황에서 학생들의 입장에 서 주셨던 유일한 교수님에게만 공로패가 수여되지 않았으니, 학생들의 분노가 최고조에 이른 것이다. 알렉스의 호명에 교수님은 조용히 무대 앞으로 걸어나가셨다. 알렉스는 말을 이었다.

"기획에서부터 준비, 현장에서 인솔과 봉사까지, 처음부터 끝까지 우리를 이끌어 주시고 이 봉사활동을 가능하게 해주신, 어머니 같은 니콜스 교수님께 우리들의 마음으로 공로패를 드립니다."

치과대학원 학생들을 시작으로 다른 과 학생들까지, 모두 자리에서 일어나 교수님께 우레와 같은 박수를 쳐 드렸다. 발도장 한 번 찍은 뒤 사진만 찍고 돌아가는 몇몇 윗사람들에게 모든 공로가 돌아가는 현실을 보는 게 서러워서였을까, 억울해서였을까, 손이 터져라 교수님을 향한 박수를 치는 나와 내 동기들의 눈에는 눈물이 고여 있었다.

"좋은 기회를 준 기획자에게 감사의 말을 전하며, 잘 따라와 준 학생들이 가장 고맙습니다."

니콜스 교수님은 학생들에게 이렇듯 짤막하고 겸손하게 인사를 하고 내려오셨다.

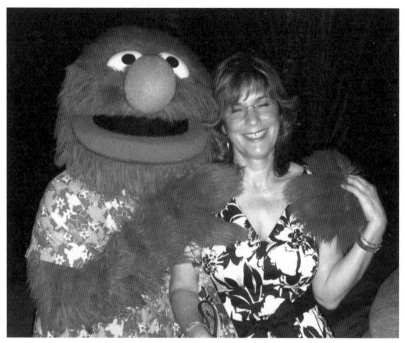

학생들의 친목 행사에서 함께 즐겨 주시는 니콜스 교수님(오른쪽)

　치과대학원 시절 나는 운이 좋게도 부모님처럼 훌륭하고 고마운 교
수님들을 많이 만났다. 물론 내가 특히 존경하는 교수님이 바로 니콜스
교수님이다. 니콜스 교수님은 저소득층 및 장애인을 위한 공공보건과
(Community Dentistry)를 담당하셨다. 그러니까 치료비를 감당할 수 없
는 저소득층 가정을 위한 무료진료 활동들을 주로 주관하신 것이다.

　내가 2학년 때의 과목인 장애인 치의학(Special Needs Dentistry) 첫
수업에서 뵈었던 니콜스 교수님은, 40~50대 정도의 평범한 동네 아줌
마 같았다. 그만큼 특별한 이유 없이 '마음씨 좋은 사람'이라는 확신이
들었던 것이다. 사람 좋은 말투, 교수님들에게서 찾아보기 어려운 몸에

벤 겸손함, 정치·경제 할 것 없는 다방면의 박식함, 거기다 수업 도중 가끔씩 흘리시는 고단수의 위트까지, 이런 여자 교수님에게 난 첫 수업부터 특별한 이유 없이 뿅 간 것이다.

이 수업은 금요일 오후에 있어 빠지는 학생들이 많았다. 하지만 나는 니콜스 교수님이 보고 싶어서 그 수업만큼은 부지런히 나갔다. 그리고 자메이카 의료 봉사활동의 치과 책임자가 니콜스 교수님이라는 소식을 듣자마자 주저 없이 참가 신청서를 냈다.

니콜스 교수님은 많은 교과 과정 중에서도 장애인들을 치료하는 수업에 열정을 보이셨다. 장애인을 치료할 경우에는 환자가 발작을 일으키기도 하고, 대화가 전혀 통하지 않아 정확한 진단을 할 수 없을 때도 있다. 심지어 힘이 센 환자들이 허공에 휘두른 주먹에 얻어맞기도 한다. 그러니 이런 상황에 대비한 교육을 받지 않은 의사들은 장애인 환자 보기를 꺼려한다. 이를 위해 니콜스 교수님은 장애인을 위한 진료 방법을 체계적으로 가르치셨고, 또 왜 배워야 하는지도 일깨워 주셨다.

처음에는 그저 인품이 훌륭하신 분이라고만 생각했기에, 교수님의 화려한 약력을 뒤늦게 알고 크게 놀랐다. 니콜스 교수님은 치과대학원 졸업 당시 졸업생 중 우수한 인재들만 받는 타이틀을 받으셨고, 일반 치과 레지던트와 구강외과 펠로우십Fellowship도 마치셨다. 치과의사 중에서도 우수한 재원이셨던 것이다. 가장 놀라웠던 것은, 미국 제35대 대통령이자 '뉴프런티어 정책'으로 빈곤 문제를 해결하려 했던 케네디 John F. Kennedy의 장애가 있던 친누나의 주치의로 일하셨다는 것이다.

이외에도 화려한 경력이 줄줄이 있으셨지만, 언제나 수수하고 겸손한 모습과 따뜻한 마음을 보이는 존경스러운 분이다. 그래서 나도 니콜스 교수님이 제안하신 대로 조만간 함께 인솔자로서 학생들과 자메이카로 다시 가려고 한다. 그리고 할 수 있다면 '바로 그 16살 소녀'를 다시 만나서 도와주고 싶다.

b) 나의 첫 멘토, 유승관 선생님

치과대학원에 입학하기 전 샌프란시스코에 있는 한 치과에서 1년 동안 어시스턴트로 일하면서 나는 첫 멘토를 만났다.

이 치과로 면접을 보러 갔던 당시, 나는 원장인 유승관 선생님을 만날 수가 없었다. 유승관 선생님은 중국으로 의료 선교여행을 떠나셨던 것이다. 그래서 취직 후 한 달간 나는 나를 고용한 선생님의 얼굴조차 뵙지 못했다. 그래서 '어떤 분이길래 이렇게도 바쁜 치과를 한 달 동안이나 비울 수 있나?' 의아했다.

나머지 11개월 동안 나는 내 롤모델을 바로 옆에서 관찰하고 함께 일할 수 있는 영광을 얻었다. 내가 옆에서 뵌 유승관 선생님은 환자에게는 최고의 의사이고, 직원들에게는 최고의 상사이며, 점심시간을 쪼개 아이들과 뮤지컬을 보러 가는 최고의 아버지셨다. 뛰어난 손재주는 물론, 양심적인 치료와 환자를 배려하시는 마음이 특히 크셨다. 심지어 그것을 악용하는 환자들을 보면서 화가 치밀 때도 있었다. 금전적으로 손해를 보면서까지 환자에게 맞춰 주시는 것도 종종 목격했다. 하지만 사람의 진심은 통하는 것 같다. 환자들을 배려하고 사랑하는 마음을 모두가 안다는 듯이, 선생님의 클리닉은 샌프란시스코 시내에서 가장 바쁜 치과 중 하나였다.

내가 직원으로서 유승관 선생님으로부터 감동을 받은 작은 예를 하나 소개하겠다. 클리닉에서 가장 막내였던 나는 아침 일찍 출근을 하면 직원 전체를 위해 드립 커피를 내렸다. 요일마다 직원 수가 달라서 커피를 내릴 때 물 조절을 잘못하곤 했다. 하루는 커피가 너무 연하게 내려졌다. 하지만 클리닉 시작 시간이 다 되어 커피를 새로 내릴 시간이 없었다. 옆에서 어시스트를 하며 나는 선생님께 나지막하게 말했다.

"선생님, 오늘 커피가 너무 묽죠? 실수로 물을 너무 많이 넣었어요."

"아니야! 딱 좋던데! 커피가 너무 진하면 손이 떨려서 안 된다구."

이렇듯 선생님은 내 마음을 편하게 해 주셨다.

그리고 몇 달이 지난 어느 날, 그날은 커피가 너무 진하게 내려졌다. 지난 번에 너무 진한 커피가 싫다고 하신 게 생각나 조심스럽게 선생님께 여쭤 보았다.

"선생님, 오늘 커피가 너무 진하네요, 뜨거운 물 좀 타서 드릴까요?"

"어휴 아냐! 아침이라 찌뿌둥했어. 잠도 확 깨고 너무 좋은데!"

선생님은 말씀하시며 한 모금 더 벌컥 들이키셨다.

c) 영어가 모국어가 아닌 사람들을 위한 노트

사춘기를 지난 나이에 미국으로 이사를 왔거나, 혹은 어릴 때 왔지만 한국인들 사이에서만 생활한 한국계 이민자들은 동양인 이외의 사람들을 배타적인 눈으로 보곤 한다. 그런데 간간이 늦게 미국 생활에 뛰어들었는데도 외국인들과 허물없이 지내는 친구들도 있다. 그 친구들은 외국인들을 한국 사람과 마찬가지로 '사람'으로 느끼고 대한다는 것을 알 수 있다. 외국인들도 우리와 비슷한 생각을 가진 사람이기에 그들을 하나의 인격체로 대한다면, 마음이 통하기 마련이다.

남자들은 주로 스포츠와 같은 육체적인 활동을 통해, 여자들은 대부분 수다를 통해 친밀해지는 경우도 많다. 이 때문에 친구들을 사귈 때 아무래도 남자보다는 여자에게 언어가 더 중요하다고 생각한다. 말이 아주 빠른 여자들 네댓 명과 함께 모여 수다를 떨면, 그들의 속도에 맞춰 빠르게 말하기가 힘들었다. 내가 천천히 말하다가 이미 다른 주제로 넘어가버린 경우가 다반사였다.

하지만 마음을 열고 나와 다른 모습의 친구를 받아들일 때, 상대방도 결국 이러한 진심을 느낀다는 것을 깨달았다. 영어를 유창하게 하면서도 한국 사람들끼리만 소통하는 친구들을 보면 좀 안타깝다. 많은 사람들이 부러워할 만한 다른 세계로의 열쇠를 가지고 있으면서 자신을 작은 방에만 가두는 셈이 아닌가.

앞서 말했듯이 대학생 시절 나를 위해 추천서를 써 주신 프라이스 교수님은 내 친구 관계도 물어보셨다. 나는 당시에 아주 서툰 영어로 "한국인 친구들뿐인데요"라고 말씀드렸다. 그때 교수님은 말씀하셨다.

"조금 힘들겠지만, 미국인 친구를 사귀려고 노력해 봐요. 아마 지금

보다 생활 반경이 훨씬 넓어질 테니까."

치과대학원에 들어온 뒤 프라이스 교수님의 말씀이 너무나 옳다는 것을 뼈저리게 느꼈다. '왜 처음에 캘리포니아로 유학 왔을 때부터 이런 노력을 하지 않았나' 하는 후회마저 막심하게 들었다.

이런 관점에서 되돌아보면 내가 플로리다로 치과대학원을 가게 된 것은 내게 정말 큰 행운이라고 생각한다. 만약 플로리다로 가지 않았다면 내가 편안해 하던 생활 반경을 깨려는 노력도 하지 않았을 테니 말이다. 그랬더라면 아마 평생 다른 세상을 보지 못했을 것이다. 또한 그런 노력을 한 경험이 없었다면, 어쩌면 나는 여전히 새로운 것에 대한 도전을 두려워하고 있을지도 모른다.

솔직히 나는 아직도 외국인과 마음을 터놓을 만큼 친한 친구 사이로 관계를 발전시키는 것을 어려워하고 있다. 내가 천천히 말하는 도중에 누가 가로채서 빠르게 다른 화제로 돌리면 서럽기도 하다. 하지만 외국인 친구들과 친해지기 위해 감수해야 하는 것에 비해 얻을 수 있는 것이 훨씬 더 많다. 훨씬 더 윤택하고 풍요로운 경험도 할 수 있다. 그러니 혹시 이와 같은 문제로 고민하고 있는 후배들이 있다면 응원해 주련다.

d) "저희 학비가 얼만지나 아세요?"

치과의사가 되려는 사람들의 궁극적인 목표는 환자들의 구강 건강, 나아가서 전체 건강에 이바지하려는 것이어야 한다. 부와 명예를 누리기 위해서 의사 혹은 치과의사가 되고자 한다는 사람들을 보면, 나는 다른 직종을 알아보라고 강력하게 권하곤 한다. 부나 명예는 본분을 양심적으로 성실하게 수행할 때 부수적으로 따라오는 것이다. 만약 그것을 일차적인 목표로 잡고 있다면 사회에 나가 현실과 맞닥뜨렸을 때 많은 실망을 하게 될 것이다.

졸업 후 바로 개업을 하는 드문 경우를 제외하고, 졸업생들 중 대부분은 치과에 월급을 받는 직원으로 취직한다. 평균 연봉은 학부를 졸업하고 회사에서 받는 초봉에 비하면 확실히 많다. 하지만 그 초봉을 받기까지 부담해야 하는 학비를 짚고 넘어갈 필요가 있다. 내가 이수한 석사 프로그램을 거치지 않고 바로 치과대학원으로 진학하더라도, 일단 대학 졸업 후 대학원에서의 4년이라는 시간 동안에는 일을 하지 못하면서 학비만 지출하기 때문이다.

시민권자나 영주권자라면 학비가 조금 더 저렴한 공립학교에 갈 수 있다. 하지만 사립학교를 가야 하는 유학생들은 대개 학비와 생활비를 합쳐 1년당 대략 10만 달러(이를 넘는 학교도 있다)의 예산을 고려해야 한다. 시민권자들과 영주권자들은 정부에서 나오는 학자금 대출을 받을 수도 있다. 하지만 이 대출로도 학비와 생활비 모두를 충당하지 못하기 때문에 대부분의 학생들은 여러 은행에서 제공하는 학비 대출을 추가로 받는다.

자세한 학비 액수는 학교 홈페이지의 튜션Tuition에 들어가면 확인할 수 있다. 내가 다니던 노바사우스이스턴 대학원에서는 2015~2016년도 신입생 학비는 플로리다 주민으로 등록되어 있는 학생들의 경우 1년

당 6만 2,350달러이고, 타 주 학생이나 외국 학생의 경우 6만 2,850달러다. 학비는 해마다 조금씩 인상되는 편이다. 1학년은 본인이 쓸 치료 기구들을 사는 데 또 1만 달러 정도를 더 써야 한다. 그리고 생활비는 학교가 있는 동네의 물가에 따라, 또 본인의 생활 방식에 따라 다르다. 예를 들면, 우리 학교가 있었던 포트로더데일의 물가를 고려할 때 1년에 2만~3만 달러 정도가 들었다. 학자금 대출에 따르는 빚을 줄여 보려던 학생들은 그나마 생활비에서 조금 아낄 수 있었다.

학비 대출을 최대한 받고 학교를 다녔던 친구들은, 졸업과 동시에 35만에서 많게는 40만 달러에 가까운 빚을 진다. 이것도 단지 대학원 4년만을 기준으로 계산한 것이다. 대학교 학비부터 본인이 부담하고, 거기다 석사 학위까지 학자금 대출로 다닌 내 친구는 입버릇처럼 "망했다. 이럴 줄 알았으면 치대 안 왔다"고 말한다.

물론 개인의 신용도에 따른 이자율에 차이가 있을 것이다. 한 예로, 이렇게 학자금 대출을 받은 학생의 경우 매달 약 3,000달러 정도씩 30년간 갚아 나가야 한다. 물론 대부분의 치과의사들이 30년 내내 빚을 갚고 있지는 않지만, 결과적으로 빚을 다 청산하려면 매달 그 이상 갚아 나가야 한다는 소리다. 따라서 일단 학교를 졸업한 이상, 빼도 박도 못하고 앞으로 몇십 년 동안은 일을 할 수밖에 없다.

그나마 치과대학원은 나은 편이다. 우리 학교의 졸업생들 중 70퍼센트 이상은 졸업 후 바로 일반 치과의사로 일을 시작한다. 그리고 30퍼센트 미만이 전문의 수련을 한다. 즉, 치과를 졸업하면 바로 취업 전선에 들어가 수익을 내기 시작할 수 있다. 하지만 의과 학생은 4년의 대학원 생활 후 대부분이 인턴과 레지던트 같은 과정을 몇 년 더 거친다. 이런 수련 기간 동안에도 월급을 받는다고는 하지만, 일반 의사의 것에 반도 못 미치는 봉급을 받으면서 몇 배의 시간을 더 일해야 한다.

앞서 소개한 M.D. 의과대학원을 마치고 마취과 전문의를 하고 있는 친구가 우스갯소리로 이런 말을 한 적이 있다.

"와, 내 월급을 실제 일하는 시간으로 나누어 보니 최저임금이랑 다를 게 없더라."

의과대학원 졸업 후 4~5년간 이렇게 일해야 하니, 경제적인 관점에서만 보자면 딱히 남는 장사는 아니다. 오히려 같은 시기에 대학교를 졸업하고 바로 취직을 해서 꾸준히 일한 친구들 중에는 이미 집도 사고 차도 사는 등 넉넉하게 지내는 경우도 있다. 그렇기 때문에 높은 수입만을 목적으로 미국의 의료 전문대를 생각한다면, 진로를 다시 한 번 고려해 보기를 권한다.

보통 치과대학원 내의 클리닉은 아직 트레이닝 중인 학생들이 교수의 지도하에 환자들을 치료하는 식이라 치료 시간이 길다. 이 때문에 치료비가 외부에 비해 2분의 1에서 3분의 1 정도다. 이 금액도 학교 클리닉 운영에 들어가는 비용이지, 학생이 받는 것은 아니다. 그럼에도 불구하고 종종 치료비가 비싸다고 학생들에게 역정을 내는 환자들을 대할 때면 목구멍까지 치솟는 말이 있다.

"저희 학비가 얼만지나 아세요?"

미국의 치과대학원을 소개합니다

a) 치대인데 왜 몸에 대해서 배워?

6년제 제도가 일반적이지 않은 미국에서는 대부분이 4년제 대학교를 졸업한 후 4년제 치과 전문대학원에 진학한다. 대학원을 지원하기에 앞서 생물이나 화학 등 기초과학 수업들을 학부에서 이수한다. 이 때문에 치과대학원에서 이루어지는 첫 2년간의 수업들은 해부학(Anatomy), 생리학(Physiology), 조직학(Histology), 병리학(Pathology), 미생물학(Microbiology), 약학(pharmacology) 등 직접적으로 인체와 관련된 학문들이다.

많은 사람들에게서, 심지어 의대에 다니는 친구들에게도 이런 말을 수없이 들었다.

"치과대학원이잖아. 근데 왜 몸에 대해서 배워?"

맞다. 구강에 관한 것만 배운다면 정말 편하겠지. 하지만 안타깝게도 인간의 신체는 각 부위가 모두 연결된 하나의 유기체다. 그렇기 때문에 이 연결 고리를 이해하지 않은 채 치아에 대해서만 배우는 것은 무의미하다. 예를 들어, 간질을 앓고 있는 환자들이 복용하는 약이 구강 내에 어떤 부작용을 일으키는지, 치료 후 회복의 속도가 느릴 수 있는 당뇨병 환자들이 임플란트 같은 수술을 받아도 되는지, 심장 수술을 받은 환자는 간단한 치과 치료를 받더라도 미리 항생제를 복용해야 하는지, 발치를 하고 나서 어떠한 종류의 진통제를 처방 받아야 하는지 등 환자의 전체적인 건강 상태를 알아야만 적합한 치료·처방을 할 수 있는 것이다. 또한 구강 내에 먼저 나타나는 작은 사인들로 몸 안에서 일어나고 있는 질병들까지 예측할 수도 있다.

그래서 의대와 치대 학생들이 첫 2년 동안 동일한 수업을 듣기도 한다. 실제로 의대와 치대가 함께 있는 학교를 다녔던 의대생 친구는 오전부터 시작한 수업이 오후에 끝나고 나면, 의대생들은 도서관이나 집으로 가지만, 치대생들은 치과에 관한 기술(충치를 치료하거나 틀니를 제작하는 것 등)을 배우러 또 다시 저녁까지 따로 치기공 수업을 듣는다고 말했다. 그래서 그 친구의 학교에서는 첫 2년 동안은 치대 학생들이 훨씬 더 힘들게 공부한다고 한다. 하지만 3학년 때부터는 그 상황이 확 달라진다. 치대생들은 3학년 때부터는 임상 실습만 하기 때문에 학업에서는 거의 해방된다는 것이다.

b) 치대를 향한 관문, 국가고시와 면허시험

이렇게 고생스러운 첫 2년이 끝나면 국가고시(National Board Dental Examination, 이하 NBDE) 파트 I을 치른다. 원래는 시험 점수가 숫자로 나왔고, 일정 점수를 넘어야 합격이었다. 그런데 2012년부터는 점수 대신 합격, 불합격으로만 결과가 나오는 제도로 바뀌면서 그만큼 학생들의 스트레스가 줄어들었다. 이전 제도에서는 치대 졸업 후 전문의 진학을 목표로 하는 학생에게는 합격은 물론 이 점수 자체도 중요했다. 그렇기 때문에 고득점을 받아야 한다는 스트레스가 더해졌던 것이다.

우리 2013학번(미국에서는 졸업 예정 연도를 학번으로 사용한다)의 경우 NBDE 파트I은 점수로, 파트II는 합격 또는 불합격으로 결과가 나왔다. 첫 번째 NBDE를 치르기에 앞서 치대에서 이수해야 하는 과목들은 정해져 있다. 1~2학년 과정에 이 과목들을 배치시킨 대부분의 학교와 달리, 우리 학교는 이 과목들을 전부 1학년 커리큘럼에 몰아넣었다. 그래서 우리 학교 학생들은 대개 1학년을 마친 여름방학 때 NBDE 파트I을 치렀다.

이 제도는 우리 학교의 자랑거리 중 하나였다. 물론 1학년 동안에는 그만큼 더 괴로울지도 모른다. 하지만 짧고 굵게 고생해 버리는 이 방식을 많은 학생들이 선호했다. 그리고 이 NBDE 파트I은 임상 실습이 시작되는 3학년이 되기 전에 반드시 합격해야 한다. 혹여나 한 번에 합격하지 못한 학생들은 3학년이 되기 전까지 계속 재도전할 수 있다.

3~4학년 동안의 커리큘럼은 주로 교내 치과 클리닉, 혹은 학교와 연계된 병원, 수용소, 보건소 등을 교대로 돌면서 실제 환자들을 보는 실습 형태로 이루어진다. 그리고 4학년 때 임상에 관한 필기시험인 NBDE 파트II를 치른 뒤 졸업을 하며, D.M.D.(Doctor of Dental Medicine) 혹은 D.D.S.(Doctor of Dental Surgery)라는 치과의사 학위를 받게 된다.

그렇지만 이러한 학위와, 임상 의사로 일할 수 있는 자격증인 의사 면허(Licensure)는 또 별개다. 4학년이 끝날 무렵 학생들은 이러한 별개의 면허 실기시험을 본다. 이 시험은 국가 차원에서 보는 통일된

NBDE 파트I, 파트II와 달리, 시험을 운영하는 기관이 2016년 현재 다섯 군데나 된다. 기관 간의 차이점은 바로 합격 후에 일할 수 있는 주가 다르다는 점이다. 한 시험당 수십 개의 주를 포함하는데, 내가 본 시험인 NERB(2016년 현재 CDCA로 이름이 바뀌었다)는 46개 주를 포함한다. CRDTS는 조지아 주(GA)를 포함한 35개 주를, WREB는 캘리포니아 주(CA)를 포함한 37개 주를 포함한다.

이 때문에 대부분의 학생들은 이들 중 한 기관을 통해 면허시험을 본다. 하지만 취직을 희망하는 주들이 한 시험에 포함되지 않을 경우 어쩔 수 없이 여러 기관의 시험을 보기도 한다. 예를 들어, CDCA는 46개 주를 포함하지만 캘리포니아가 빠져 있고, 캘리포니아를 포함하는 WREB에는 뉴저지 주나 워싱턴 D.C. 같은 굵직한 지역들이 빠져 있다. 또한 2016년 현재 델라웨어 주에서는 주 자체에서 주최하는 면허시험을 따로 봐야 한다. 아마도 각 주의 사회적 상황 때문에 면허 실기시험이 이렇듯 세분화된 것 같다. 그런데 필기시험인 NBDE 국가고시처럼 실기시험인 면허시험 역시 단일화시켜야 한다는 주장도 나오고 있다. 아울러 시험기관들이 포함하는 주도 수시로 바뀐다. 그러니 가장 정확한 정보를 구하고자 한다면 일하고자 하는 주의 '주별 치과 위원회(State Dental Boards)'로 연락해 보는 것이 좋다.

뉴욕 주만이 유일하게 면허 시험 자체가 없다. 그래서 일반의나 전문의 레지던트 수련을 반드시 거쳐야 뉴욕 주 내에서 치과의사로 일할 수 있는 면허가 나온다. 따라서 뉴욕 주 내에 있는 치과대학원을 졸업하더라도, 반드시 1년 이상 레지던트 수련을 거쳐야 뉴욕 주 내에서 치과의 사로 일할 수 있는 것이다. 내가 미국 내 46개 주를 포함하는 시험에 합격하고도 뉴욕 주에서 1년간 일반치과 레지던트 수련을 했던 이유도 이 때문이다.

c) D.D.S. vs. D.M.D.

치과대학원을 졸업하고 나면 D.D.S.나 D.M.D. 둘 중 한 학위를 취득하게 된다. 그리고 미국치과의사협회(American Dental Association, ADA)는 이 둘을 동등하게 대한다. 왜냐하면 졸업하는 학교에 따라 학위의 이름이 다를 뿐, 이 학위들을 취득하기 위해 이수해야 하는 교육과정은 동일하기 때문이다.

D.D.S.는 예전부터 사용된 전통적인 치과의사 학위 이름이고, UCLA를 비롯해 이를 수여하는 학교들이 현재 숫자상으로 D.M.D.보다 더 많다. D.M.D.는 의사들에게 부여되는 M.D.(Medical Doctor) 앞에 Dental을 붙인 것으로, 하버드 치과대학에서 처음 시작했다.

d) 치대의 가장 큰 매력은?

앞서 설명했듯이 치과대학원의 가장 큰 매력은 4년제 대학원 졸업 후 바로 취업 전선에 뛰어들 수 있다는 점이다. 대학원 졸업 후 최소 3~4년간의 전문의 레지던트 과정을 더 거쳐야 하는 의학대학원을 비롯한 다른 대학원의 학생과는 달리, 많은 치과대학원 학생들은 졸업과 동시에 일반 치과의사로 일을 한다.

많은 졸업생들은 첫 직장으로 기업화된 체인형 치과에 취직하고, 경력을 쌓은 뒤 개인 병원에 취직하거나 직접 개업한다. 종종 졸업 후 학교에 남아 후배를 양성하는 경우도 있지만, 이런 경우에도 대부분이 파트타임 치과의사, 파트타임 교수로 일을 한다(미국 치과대학원에서 교수 직은 박사 학위를 요하지 않기 때문에 졸업생들은 누구나 지원할 수 있다).

일반 치과의사 자격증으로 치과에 관한 거의 모든 치료를 할 수 있다. 기본적인 충치 치료부터 잇몸 질환 치료, 임플란트, 보철, 신경 치료, 교정, 발치 등 의사의 역량껏 치료 영역을 정할 수도 있다. 일반 치과의사들은 일을 하는 동시에 치대에서 배우지 못했던 고차원적인 교육을 검증이 된 외부 강사를 통해 틈틈이 배우기도 한다.

치과의사는 복잡한 케이스의 환자와 맞닥뜨릴 때마다 그 분야의 전문의에게 환자를 인도한다. 미국은 크고 작은 소송이 많이 일어나는 나라이기 때문에, 혹여나 어려운 케이스의 환자를 직접 치료하다가 문제라도 생기면 해당 전문의에게 인도하지 않은 일반의에게 책임이 돌아가는 경우가 있기 때문이다. 그런 불운한 사고를 미연에 방지하기 위해서라도 전문의들에게 환자를 보내는 경우가 많다.

일반의는 전문의들에게 특이한 케이스의 환자를 인도함으로써 자신이 원하는 분야만 치료할 수도 있다. 내가 일반의로 일을 해야겠다고 마음먹었을 당시, 내가 좋아하는 신경 치료와 미용 치료를 중심으로 치과를 운영해야겠다고 계획했었다. 대학교 졸업 후 어시스턴트로 일했던 일반 치과의 선생님은 일주일에 이틀간 교정 환자만 보셨고, 나머지 이틀은 일반 치과 진료를 하셨다.

우리 학교 학생들 중 30퍼센트 정도는 졸업과 동시에 혹은 졸업 후 일을 하다가 전문의 수련에 들어간다. 대표적인 전문과들로는 소아치과(pediatric), 교정과(orthopedic), 치주과(periodontic), 보철과(prosthodontic), 근관학과(endodontic), 구강외과(oral surgery)가 있다. 간혹 광고에 등장하는 '임플란트 전문의'라는 것은 잘못된 표현이다. 2016년 현재까지 임플란트가 미국 치과 협회의 공식과로 지정된 적이 없기 때문이다.

X. 뉴욕 종합병원 인턴

뉴욕, 뉴욕!

〈섹스 앤드 더 시티Sex and the city〉와 〈악마는 프라다를 입는다(The devil wears prada)〉의 화려함, 〈세렌디피티Serendipity〉의 낭만, 〈프렌즈 Friends〉와 〈내가 그녀를 만났을 때(how I met your mother)〉에서 느껴지는 정겨움. 매체를 통해 전해지는 뉴욕은 그야말로 청춘을 설레게 하는 로망의 결정체다. 물론 미스터 빅 같은 남자가 리무진을 타고 당신의 아파트 앞에서 대기한다거나, 프리랜서로 일을 하고 파티를 즐기면서 맨해튼의 부촌인 웨스트 빌리지West Village의 무시무시한 아파트 월세를 혼자 감당하며 산다는 것은 드라마에서나 나올 법한 이야기다.

맨해튼에 거주하는 내 미혼 친구들은 대부분 원룸을 두 명이 함께 빌려 간이 벽을 세우고 살거나, 지은 지 100년이 넘어 엘리베이터도 없는 케케묵은 고층 아파트에서 매일 등산을 하며 산다. 나 역시 수련 중 내 월급으로 그나마 생활이 가능했던 레지던트 아파트에서 룸메이트와 지냈다. 건물이 워낙 오래되서 한쪽 귀퉁이의 바닥이 꺼져 있었다. 그래서 침대에 누우면 온몸이 한쪽으로 쏠리곤 했다.

이런 생활 환경에도 불구하고 세계의 젊은이들이 가로 4킬로미터에 세로 20킬로미터 남짓한 맨해튼을 중심으로 이루어진 뉴욕 시(New York City, NYC)로 꾸역꾸역 몰려드는 데는 분명히 이유가 있다.

뉴욕 주에 속하는 '뉴욕 시'는 다섯 개의 자치구(Borough)로 나뉜다. 맨해튼을 중심 삼아 시계 방향으로 브롱크스Bronx, 퀸즈Queens, 브루클

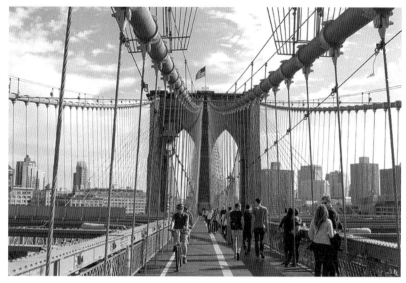
뉴욕의 브루클린 브릿지

린Brooklyn, 스태튼 아일랜드Staten Island가 이 뉴욕 시를 이루는 자치구들
이다. 뉴욕 시는 대중교통이 발달했기 때문에 한 자치구에서 다른 자치
구로 출퇴근을 하는 데 문제가 없다.

각 자치구마다 뚜렷한 개성이 있으며, 심지어 내가 사는 맨해튼 구
내에도 특색이 뚜렷한 동네가 여럿 있다. 전 세계 금융의 중심인 다운
타운 파이낸셜 디스트릭트Downtown Financial District, 다소 소란스럽지만
대학 시절의 낭만을 느낄 수 있는 로어 이스트 사이드Lower East Side, 적
갈색 사암으로 지은 건물들 앞으로 줄지어 선 가로수들이 세련된 웨스
트 빌리지West Village, 예술가들이 모여 사는 낭만적인 첼시Chelsea, 회사
고층 건물들이 콘크리트 정글을 이루는 미드타운Midtown, 강아지를 산
책시켜야 할 것 같은 느긋한 가족적 공간 어퍼 웨스트 사이드Upper West

Side, 세계 최고 부자들이 사는 어퍼 이스트 사이드Upper East Side 등이 대표적이다.

클래식함과 모던함이 조화를 뽐내는 건축물들과 24시간 꺼지지 않는 휘황찬란함이 돋보이는 대도시 뉴욕의 화려함은, 피가 뜨거운 젊은 영혼들을 끌어들이기에 충분할 정도로 매력적이다. 세계 최고의 쉐프, 세계 최고의 음악가, 세계 최고의 디자이너, 그렇게 각 분야의 세계 최고가 모이는 이곳에서 세계 최고가 되고자, 또 세계 최고를 누리고자 단칸방 신세를 지면서까지 오로지 패기와 열정만 가지고서 이곳에 몰려드는 것이다.

뉴욕으로 매치되다

2013년 1월 28일 아침, 치과대학원의 마지막 학기가 시작된 지 몇 주가 지난 무렵이었다. 클리닉으로 출근 준비를 하면서 습관적으로 이메일을 확인했다. 그런데 이날, 한달을 넘게 기다리고 기다리던 '전국 수련의 매칭 기관(National Matching Services Inc.)'이라는 발신자로부터 이메일이 왔다! 이메일의 제목은 '지원자 클레어 리: 레지던시 매칭 결과'였다. 제목만 봐서는 결과를 알 수가 없었다. 나는 쿵쿵 뛰는 가슴을 애써 누르고 덜덜 떨리는 손으로 스마트폰의 조그만 화면을 클릭했다. 이메일이 뜨는 시간이 마치 영원처럼 길게 느껴졌다.

Congratulations! You have been Matched to:

(축하합니다! 당신은 합격하셨습니다)

Institution: MOUNT SINAI MEDICAL CENTER

(해당 기관: 마운트 시나이 병원)

‘Congratulations(축하합니다)’와 ‘Mount Sinai(마운트 시나이)’라는 글자를 눈으로 대강 훑자마자 나는 소리를 지르며 단걸음에 학교로 달려갔다.

해마다 1월의 마지막 월요일에 매치Match 결과가 발표된다. 일반 치과 레지던트(General Practice Residency, GPR)나 전문의 레지던트 과정의 학생들은 주로 매치 형태로 병원에 배치된다. 의과대학원을 졸업한 후 레지던트를 지원할 때도 역시 이 제도를 이용한다.

이 레지던트 매칭 시스템은 약간 복잡하다. 일단 지원자들이 희망하는 병원이나 학교에 원서를 내고 면접을 본다. 그 다음에는 면접을 마친 병원이나 학교에 한해서 우선순위(1순위부터 ○○순위까지)를 정한 뒤 ‘매치’라는 컴퓨터 프로그램 운영 기관에 제출해야 한다. 학교나 병원도 역시 학생들을 면접한 뒤, 그들이 원하는 지원자들의 순위를 매겨 매치 측에 제출한다. 그러면 ‘매치’라는 인공지능(AI)이 결과를 내놓는 것이다.

예를 들어 지원자가 1~6순위의 병원을 매치에 제출했는데, 1순위로 지정한 병원에서는 그들의 매치 리스트에 이 지원자의 이름을 올리지 않았거나, 올렸더라도 뒤 순위에 올렸다고 해 보자. 그러면 매치가 성사되지 않을 가능성이 있다. 그런데 만약 이 지원자가 2순위로 매긴 병원에서 이 지원자를 매치 리스트의 앞 순위에 넣었다면, 이 지원자는 2순위 병원과 매치되는 것이다.

지원자는 '매치'가 내놓은 결과를 따라야 하기 때문에(매치되는 병원으로 무조건 가겠다는 서약서에 사인해야 한다), 이 리스트를 만들 때는 신중해야 한다. 나는 5개의 병원에서 면접을 보고, 2개의 병원만 매치에 제출했다. 면접을 마치고 꼭 뉴욕에 가겠다고 마음먹었기 때문에 그 지역의 병원만 제출한 것이다. 그중 내가 1순위로 지정한 병원이 맨해튼에 있는 마운트 시나이 병원이었다. 마침 그 병원에서도 나를 좋게 본 것 같다. 매치 리스트에 올리지 않은 나머지 병원들도 욕심이 날 만큼 좋은 커리큘럼을 가지고 있었지만, 뉴욕에 있지 않았기에 과감하게 포기했다.

그 누구도 매치의 시스템을 정확하게 파악하지는 못했다. 그래서 3~5순위에는 다른 주의 병원들을 적었던 나는, 혹여나 뉴욕에 있는 병원에 매치될 확률이 줄어들지나 않을까 더럭 겁이 났다. 물론 아무 데도 매치되지 않은 지원자도 있고, 합격자의 자리를 모두 채우지 못한 병원도 종종 있다. 그래서 진행되는 것이 '포스트 매치Post-match'라는 프로그램이다. 이는 남은 지원자들과 병원의 남는 자리들끼리 다시 한 번 매치하는 것이다. 병원 측에서는 이 포스트 매치에 참여하면 비인기 병원이라는 인식이 붙기에 달가워하지 않는다. 그래서 대부분의 병원은 면접을 본 뒤 정원의 4~5배수의 지원자들을 선택한 다음 순위를 매겨 매치에 보낸다. 내가 수련했던 마운트 시나이 병원에서 자랑스럽게 여기는 것이, 9명의 레지던트를 뽑기 위해 20명 정도의 이름만 매치에 제출해도 항상 그 안에서 정원이 찬다는 것이다.

수련병원 선택의 기로,
우선순위가 준 도움 몇 가지

수련병원을 정할 때 내 첫 번째 우선순위는 '내가 행복하게 살 수 있는 도시에 있어야 할 것'이었다. 물론 제2의 고향과도 같은 캘리포니아로 돌아갈까 고민하기도 했다. 하지만 나는 항상 경험해 보지 못한 것에 대한 욕심이 있는 편이다. 그래서 아마 어릴 때부터 얕게라도 이것저것 다 해 보고 배워 봐야 직성이 풀렸던 것 같다. 뉴욕이라 하면 무의식중에 항상 '감히 나 같은 사람이 살 수 없는 도시'라는 막연한 생각이 있었다. 관광차 뉴욕을 몇 번 방문하기는 했지만, 그저 '타인의 도시' 정도로 생각했었던 것 같다.

그러던 중 치과대학원 2학년 학생이 되었을 때 오랜만에 뉴욕을 다시 갔고, 저녁 무렵 맨해튼에 도착했다. 중앙역인 펜실베이니아 역에서 나오자, 정면에 파랗게 빛나는 음악 채널 회사인 FUSE의 간판이 눈에 들어왔다. 너무나 상반된 분위기의 동네에서 살다 와서 그랬을까, 그 순간 나는 가슴이 벅차오르는 것을 느꼈다. 마치 병아리가 알을 깨고 나와 세상을 처음 접한 듯한, 지하에서만 살다가 지상으로 처음 올라온 듯한, 물 속에서 숨을 참다 물 밖으로 나와 막힌 숨이 탁 트인 듯한 기분이 들었다.

그때 마음을 정했다. 다음 정착지는 뉴욕이라고! 까짓 거, 나라고 이런 대도시에 살지 말란 법이 있냐고! 그런 오기 비슷한 결심이 들었던 것 같다. 여러 병원의 커리큘럼을 알아보면서 다른 주로 가고 싶다는 마음도 종종 생겼다. 하지만 그때마다 나는 '지금 아니면 언제 내가 뉴욕에서 살아 보겠어. 싫으면 1년 후에 옮기면 되지 뭐' 하는 생각으로 마음을 바로잡았다.

때마침 우리 동기들 사이에서 왠일인지 뉴욕 바람이 불었고, 20여 명의 동기생들이 뉴욕으로 레지던트 과정을 오게 되었다. 하지만 1년 후 레지던트 과정이 끝나자 나를 포함해 서너 명을 남기고 모두 고향으로 돌아가 버렸다. 매력적인 도시인 만큼 감당하기 힘든 부분도 역시 많았기 때문이다. 정이 넘치고 마음의 여유가 있는 동네에서 살던 친구들은, 무섭게 경쟁하고 쉼 없이 빠르게 돌아가는 이 대도시에 적응하기가 힘들었나 보다.

그럼에도 불구하고 나는 살벌할 만큼 분주한 이 도시에 홀딱 빠졌다. 나는 뉴욕에 산 지 이제 1년이 넘었지만, 아직도 해가 진 후에 미드타운에서 불이 켜진 고층 건물들 사이를 지날 때마다 가슴이 두근거린다. 마치 광고의 한 장면 속을 거니는 느낌이랄까. 뉴욕에 오래 산 뉴요 커들은 이런 내 모습을 보면 촌스럽다며 비웃을지도 모르겠지만, 나는 아직도 이 도시에 살고 있다는 것을 생각할 때마다 가슴 벅차고 자랑스럽다.

작년 겨울에 처음으로 뉴욕을 방문한 엄마가 더러운 지하철역을 보고 경악을 하셨다. 하지만 니에게는 공사장같이 어둑어둑하고 냄새나는 지하철역의 모습조차도 낭만적이고, 여름에 센트럴파크를 지날 때 진동하는 말의 오줌 냄새조차 향긋하다. 아직도 나에게 뉴욕은 너무나 아름답고 경이로운 도시다.

뉴욕으로 이사한 후에 맞은 2013년의 첫 겨울은 유난히 춥고 유례 없이 많은 눈이 내린 겨울이었다. 열대 지역인 마이애미에 익숙해진 내가 그렇게 추운 곳에서 어떻게 적응하겠느냐며 모두들 걱정해 주었다. 하지만 소복이 내린 눈과 쇼윈도에 뽀얗게 낀 서리, 수만 개의 전구로 장식된 뉴욕의 겨울이 나에게는 '엘사가 〈렛잇고〉를 부르며 춤을 추는 겨울왕국' 같았다.

앞으로 얼마나 많은 시간이 지나야 이 꿈의 도시에 싫증이 날지 모르겠다. 타임 스퀘어, 록펠러 센터, 메디슨 스퀘어 가든, 샌트럴 파크 등 세계의 명소들이 바로 집 앞에 있다고 생각할 때마다 어찌 가슴 벅차지 않을 수 있겠는가. 특히 나 같은 시골뜨기 소녀에게는 말이다.

마운트 시나이 병원은 1852년에 미국 땅에서도 차별받던 유대인들을 위해 설립되었다. 현재도 미국에서 가장 크고 오래된 수련병원 중 하나로 꼽힌다. 〈U.S. 뉴스 & 월드 리포트〉가 2015년 미국 내 5,000여 개 병원을 조사한 뒤, 6개 이상의 과가 최고점을 받은 병원 17곳을 선정했다. 'Best Hospitals 2014-15: Honor Roll(최고의 병원 2014-15: 우수 목록)'이라는 제목으로 발표된 병원 중에는 마운트 시나이 병원도 있다. 몇 해 전에는 마운트 시나이 병원의 12개 과가 미국 내 최고로 꼽혔었다.

사실 일반 치과 수련병원을 결정하기에 앞서 이런저런 고민을 많이 했다. 대학원을 선정할 때처럼 수련병원의 생활 환경, 임상 실습의 질, 수료 후의 진로 등 다양한 측면을 고려해야 했던 것이다. 꽤 오랫동안 고민했지만, 결국 내가 원하는 조건을 완벽하게 갖춘 병원은 찾기 힘들었다. 예를 들어, 치과의 기술을 중점적으로 배우고 싶다면 외래 치과 환자들만 상대하는 작은 클리닉으로 가는 것이 좋다. 하지만 여러 질병을 앓는 환자들을 대상으로 색다른 임상 실습을 해 보려고 한다면 큰 종합병원으로 가는 것이 좋다. 종합병원에서 근무한다면 보통 치과로 내원하는 외래환자와 입원환자를 반씩 보게 된다. 입원환자는 입원하는 동안 당장 필요한 응급처치 정도만 받기에 이들을 상대로 치과의 기술을 배우기는 사실상 어렵다.

나는 치과대학원에서 배우지 못했던 고난도의 치과 기술도 배우고 싶었고, 전혀 새로운 분야인 종합병원의 응급환자나 입원환자 역시 경험해보고 싶었다. 이 때문에 나는 내가 원하는 요소들의 우선순위를 정해야만 했다. 결국 나는 세 가지 요소를 근거로 마운트 시나이 병원을 1순위로 정했다. 첫째, 행복하게 살 수 있는 뉴욕에 있는 병원에 가고 싶었고, 둘째, 수련 후에도 인정받을 수 있는 명망 높은 병원에 가고 싶었으며, 셋째, 만약 치과에 관한 일을 하지 않더라도 다양한 경험을 통해 의사로서의 시야를 넓혀 줄 병원에 가고 싶었다. 다행히도 그 병원역시 나를 선택해 준 것이다.

결과적으로 이러한 우선순위에 따른 결정은 나에게 세 가지 도움을 주었다. 첫째, 환자나 일로부터 스트레스를 받을 때마다 "그래도 난 지금 뉴욕에 살고 있잖아!"라고 되뇔 수 있는 힘을 주었고, 둘째, 환자나 주변 동종업계 사람들에게서 인정을 받았을 뿐만 아니라 전문의 입시에도 도움을 받았으며, 셋째, 터진 얼굴을 꿰매거나 기도를 막는 목에 난 거대한 염증을 갈라 짜내고 펜로즈 드레인 튜브를 꿰매 넣는 등 치과의사로서는 해 볼 수 없는 다양한 경험을 했다.

사실 내가 받은 이 세 번째 도움은 일반 치과 수련을 지원하는 학생들 사이에서 의견이 분분한 일이다. '의미도 없는 일들에 시간을 낭비하는 것이다'와 '새로운 분야의 경험을 얻을 수 있는 기회다' 같은 말들이 분분한 것이다. 물론 종합병원에서 레지던트 생활을 하면 내 전문분야와는 직접적으로 연관이 없는 일을 해야 할 때도 있다. 하지만 나는 개인적으로 이 시간이 환자의 전체적인 건강을 바라볼 수 있는 넓은 시야를 제공해 준다고 생각한다.

수련 시작 땐 환자에 울고,
마칠 땐 환자를 울리고

　마운트 시나이 병원의 치과 클리닉은 우리 기수를 시작으로 맨해튼의 본병원에서 북쪽으로 20블럭쯤 떨어진 할렘으로 옮겨졌다. 그래서 본병원에서 다른 과 순환근무가 없는 1년 중 반은 할렘으로 출근했다. 우리 9명의 레지던트들은 바로 이 새로 지은 치과 클리닉에서 프로그램을 시작했다. 치과대학원 시절과는 비교도 되지 않을 만큼 많은 수의 환자들이 매일 배정됐다.

　치과는 의사가 직접 손으로 하루 종일 작업을 하기 때문에 육체적 피로가 많이 쌓인다. 그리고 레지던트 생활 초기에는 환자들로부터 받는 정신적 스트레스도 상당했다.

　뉴욕 주 내 종합병원의 부속 치과들은 일반 보험은 물론 정부에서 저소득층에만 제공하는 보험도 취급했다. 그래서 환자들 중 대부분이 치료비가 무료에 가까웠던 저소득층 보험의 수혜를 받고 있었다. 모든 법에는 양면성이 존재하듯이 이 보험과 관련해서도 부당하다 싶은 일들이 종종 있었다. 일단 최저임금 정도의 수익을 내는 순간 이 보험의 혜택을 받을 수 없다. 그래서 이 보험의 혜택을 받는 환자들 중에는 장애인 등 실제로 도움이 필요한 사람들만큼이나 만년 실업자들도 많았다. 이들은 소득이 없다는 이유로 의료보험 혜택은 물론 다른 혜택도 많이 받았다. 그래서 아마도 취직할 필요가 없다고 느꼈을 수도 있다.

즉, 제도의 틈새를 악용하는 자들이 있었던 것이다.

하루는 세련되게 차려 입고 명품 가방을 든 환자가 병원에 왔다. 그 환자는 '자 한번 치료해 봐'라는 식의 거만한 태도로 진료의자에 앉더니, 치료 내내 아이패드로 영화를 즐겼다. 그런데 차트를 보면 저소득층 정부 보험을 이용하고 있었다. 이런 환자를 대할 때면 '왜 내가 힘들게 일하면서 이 사람들까지 치료해 주는 거지?', '왜 내가 내는 세금이 이 사람들의 치료비로 쓰이는 거지?' 같은 의구심이 들면서 기운이 빠지곤 했다.

'할렘'이라는 지역 특성상 흑인과 라틴계 환자들이 주를 이루었다. 그러다 보니 처음에는 종종 성격이 거친 환자들 때문에 주눅이 많이 들었다. 새 병원에서 환자를 보기 시작하고 몇 주 뒤의 어느 날, 50대쯤으로 보이는 남자 환자가 클리닉을 찾았다. 드레드락을 땋고 힙합 스타일로 나타난 이 아저씨는 16개의 진료의자가 있는 제법 큰 규모의 치과 클리닉 전체에 악취를 풍겼다. 이 환자는 이가 거의 다 빠져 입 안에 남아 있는 건 부러진 이 뿌리 몇 개 정도였다.

나는 환자에게 제안했다.

"남은 이 뿌리들을 제거하고 틀니를 하는 것이 좋을 것 같아요."

그 순간 그 아저씨는 큰소리로 욕설을 퍼붓기 시작했다.

"이래서 여자들은 안 되는 거야! 너 따위 계집애가 뭘 알아!"

당황한 나는 클리닉 디렉터와 상의를 했다. 하지만 디렉터는 지금 다른 의사로 교체할 경우 이 환자의 횡포는 더 심해질 수 있으니 참고 계속 하라고 했다. 다행히도 간단한 발치였고, 성공적으로 치료가 끝나자 이 환자의 태도는 180도 변했다.

"음, 여자들도 이런 걸 할 수 있군. 어린 줄 알았더니 보기보다 나이가 많으신 분인가?"

신나게 클리닉을 나서는 그 환자를 보며 한숨 돌렸지만, 일주일 뒤에 있을 그 환자의 검진(Check-up)을 생각하니 또 다시 슬그머니 스트레스가 밀려왔다.

아니나 다를까, 일주일 뒤에 온 그 환자는 차마 입에 담기 힘든 더심한 욕설을 해댔다. 잇몸을 봉합한 실밥이 며칠 지나지 않아 빠졌다는 것이다. 나는 '설명드린 것처럼 그 실밥은 자연분해되는 겁니다. 그러니 현재 잘 아물고 있다는 뜻이에요'라고 이야기했지만 막무가내였다. 고래고래 소리를 지르며 인종차별적인 인신공격까지 해댔다. 다닥다닥 붙어 있는 여러 개의 진료의자들 사이사이에서 동료 레지던트들과 어시스턴트, 교수님 들이 전부 눈이 휘둥그레져 고개를 내밀었다.

욕설을 퍼부으며 나가는 환자를 보고 나는 애써 싱긋 웃으면서 클리닉을 빠져나왔다. 그러곤 얼마나 울었는지 모른다. 억울하기도 하고 창피하기도 했다. 나를 비롯한 모든 레지던트들은 1년이라는 짧은 시간 속에서 이러한 어처구니없는 경험을 몇 번씩이나 했다. 그때마다 동료들은 말했다.

"Don't take it personally(사적으로 받아들이지 마)."

개인적인 인신공격이 아니니 감정적으로 받아들이지 말자고 서로를 다독이곤 했던 것이다.

같은 과 레지던트이자 룸메이트였던 콜린과 나는 클리닉을 마친 저녁 시간마다 집에서 식사를 만들며 하루에 있었던 일들을 서로에게 하소연하듯이 털어놓곤 했다. 퇴근 후 저녁식사를 만드는 1시간 동안 우리의 부엌은 그야말로 쌓인 감정을 해소하고 위로받던 유일한 장이었다.

우리의 정신이 점점 강철 장갑판으로 무장되어 가던 어느 날, 여느 날과 다름없이 클리닉에서 새 환자를 맞았다. 키가 크고 훤칠한 외모의, 40대 후반쯤으로 보이는 아랍계 아저씨였다. 이 환자는 입구에서 진료실로 들어오는 내내 에스코트하는 어시스턴트에게도 신경질적인 모습을 보였다. 그 아저씨가 진료실에 들어오자 어시스턴트는 벽에 붙은 옷걸이를 가리키며 말했다.

"외투는 저기에 거시면 됩니다."

작은 옷걸이를 보지 못했던 아저씨는 어시스턴트에게 역정을 냈다.

"도대체 옷을 어디에 걸라는 거요? 손짓하는 데는 옆방인데, 그럼 진료는 여기서 받고 옷은 옆방에 걸어 두란 말이요?"

'또 올 것이 왔구나' 하는 생각에 나는 서둘러 말했다.

"제가 걸어드릴게요."

내가 외투를 걸어 준 뒤에도 그 아저씨는 이것도 불만, 저것도 불만, 그냥 모든 것이 불만스러운 것 같았다. 마치 자기 눈에 띄는 사람과 전부 싸우겠다는 태세였다. 검사를 마치고 치료 계획을 말했다. 역시 또 익숙한 레퍼토리가 나왔다. 내가 너무 어리다는 것이다.

이 환자는 공사장에서 일을 하는 인부였는데, 수입이 있기 때문에 치료비가 정부 보험으로 처리되지 않아 일부 치료비를 개인이 부담해야 했다. 이 부분에 대해 상의하면서 아마 더 짜증이 났었나보다. 그러면서도 내가 제안한 치료 계획 이외에 달리 다른 방법이 없다는 것을 본인 역시 알고 있다는 눈치였다. 계속 떼를 쓰는 이 환자를 무조건 달랬다. 지난 몇 개월간 나름대로 단련이 되었기에 그냥 꾹꾹 눌러 참았다. 그럼에도 이 환자는 계속 불필요한 시비를 걸었다.

"흠… 왜 내가 실력도 모르는 당신 손에 나를 맡겨야 하죠? 왜 내가 그런 위험 부담을 짊어져야 하는지 모르겠군요."

나는 이미 이 환자를 어르는 데 시간과 기운을 너무 많이 허비해 지쳐 있었다. 그 상황에서 대기실에 세 명의 환자가 기다리고 있다는 녹색 차트 번호가 컴퓨터 모니터에 뜬 것을 봤다. 그 순간 나도 더 이상 참지 못했다. 결국 6개월 남짓 동안 쌓아온 얼굴 두께로 생글생글 웃으며 환자에게 분노를 터뜨렸다.

"아! 그러시다면 굳이 그런 모험을 하실 필요 없죠. 그냥 모험을 안 하시는 방법이 있으니까요."

나는 의자에 붙은 일회용 시트들을 하나씩 걷기 시작했다. 그 순간 그 환자는 너무 당황하면서 말을 더듬거렸다.

"아… 저는… 저는… 그 뜻이 아니고…."

말끝을 흐리더니 갑자기 눈물을 주룩주룩 쏟기 시작했다. 당황한 그 환자만큼이나 나도 너무나 당황했다. 클리닉을 들어올 때부터 큰 목소리로 신경질을 내며 모든 시선을 집중시켰던 아저씨가 지금은 내 앞에서 엉엉 울고 있다니!

이 환자는 공사장에서 일을 하며 생계를 유지하기 바빠 건강 관리를 소홀히 했다고 했다. 성한 이라고는 이금니 두 개 정도밖에 남지 않았다. 나머지도 마치 바람만 불어도 뽑혀 나갈 만큼 흔들렸다. 점점 상태가 나빠져 가는 것을 알고 치과에 보내달라고 상사에게 부탁했지만, 일을 빼줄 수 없다고 해서 나빠지는 이를 계속 방치한 것이었다.

그러다가 아무 음식도 씹을 수 없는 지경에 이르자, 그 환자는 상사에게 하루만 치과를 가게 해달라고 했다. 그러나 상사가 냉철히 거절했던 모양이다. 화가 치밀어 오른 아저씨는 그길로 사표를 던지고 나왔는데, 보험이 적용되는 우리 치과의 대기자가 너무 많아 몇 주 만에 오게 된 것이라고 했다. 그래서 지난 몇 주간 너무나 예민해져 만나는 사람들에게 시비를 걸고, 몇 번은 치고 박고 싸움도 했다는 것이다.

그는 자기가 원래 예의 바르고 좋은 사람이라며 울먹였다. 190센티미터나 되는 거구의 아저씨가 그렇게 무너져서 내 눈앞에서 울고 있으니, 나도 마음이 너무 안 좋았다. 그 환자의 사정도 모르고 사무적으로 차갑게 굴었던 것이 너무 미안했다. 되짚어보면 이 환자가 처음부터 그렇게 사사건건 말도 안 되는 트집을 잡고 화를 낼 만도 했던 것이다.

그 이후 이와 같이 일반적인 논리로 이해가 안 되는 행동을 하는 환

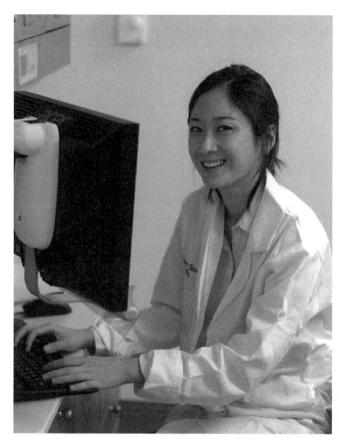

할렘 클리닉에서
차트 작성 중
동기가 찍어 준
내 사진

자들의 속을 들여다보면 백이면 백, 그들만의 아픔과 사연이 있었다.

그러니까 이 아저씨를 통해 나는 귀한 교훈을 얻은 것이다. 물론 한 가

지 더 얻은 것이 있다면 '수련 시작할 땐 환자 때문에 울고, 마칠 땐 환

자를 울리는 선생'이라는 별명이었다.

당직 첫 주에 깨진 응급실의 로망

의학 드라마나 영화에 빠지지 않는 소품이 바로 하얀 가운 허리춤에 차는 구식 호출기다. 나는 대학생 시절 미국에서 많은 사랑을 받았던 드라마 〈그레이 아나토미Grey's Anatomy〉의 열혈 시청자였다. 한국계 배우인 산드라 오가 주요 개릭터 중 하나어서 한국에 있는 친구들도 많이 봤다고 들었다. 이 때문에 종합병원 레지던트 생활에 대한 환상도 당연히 있었다. 특히 당직 의사가 호출을 받고 응급실이나 병실로 뛰어가는 모습이 정말 멋있어 보였다. 그래서 치과 레지던트도 돌아가며 당직(On-Call)을 서야 한다는 사실을 들었을 때 내심 반가웠다.

하지만 그 환상이 깨지는 데는 일주일도 채 걸리지 않았다. 원래 치과 당직은 하루에 한 명씩 서는 것이 일반적인데, 첫 달은 두 명씩 짝을 지어 같이 당직을 섰다. 병원에 들어간 지 며칠 되지 않은 7월의 첫 주말, 동기 레지던트인 줄리Julie와 함께 금요일 오후 5시부터 월요일 아침 9시까지 주말 당직을 섰다.

병원 내에 치과를 위한 당직실이 있었다. 천장도 낮은 쥐구멍만한 방에 간이 침대와 손바닥만한 구식 TV 한 대가 덩그러니 있는 모양새가 어쩐지 서글펐다. 마침 내가 사는 레지던트 아파트가 병원에서 가까웠기 때문에 우리 둘은 내 방에서 함께 지내기로 했다. 응급실에는 응급의학과 의사들이 24시간 상주해 있기 때문에, 호출을 받은 다른 과의 의사들은 20분 이내로 들어올 수 있는 거리에 있으면 되는 것이 규칙이었다.

응급의학과 의사들은 말 그대로 환자가 응급실에 이송됐을 때 첫 수습을 하는 의사들이다. 이들은 어떠한 상황에서 환자를 맞더라도 거기에 적합한 기본 처치를 할 수 있어야 하는 만큼, 대부분 모든 과를 아우르는 방대한 지식을 갖고 있다. 응급실을 찾은 환자가 전문의의 진료가 당장 필요한 응급 환자가 아니라고 응급의학과 의사들이 판단하면, 우선 수습을 하고 돌려보낸 뒤 다음 날 적절한 의사를 찾아가도록 도와준다. 그러나 응급 상황 여부에 대해 확신이 서지 않을 경우에는 각 과의 의사들을 호출하는 것이다.

외래환자 진료를 마친 금요일 저녁, 줄리와 나는 앞으로 우리에게 어떤 폭풍이 닥칠지 예상하지 못한 채 저녁을 먹으며 디즈니 만화영화를 보고 있었다. 어둑어둑 해가 질 무렵, 기다리던 첫 호출이 왔다. 번호를 보니 응급실이었다. 목소리를 가다듬고 응급실로 전화했다.

"네~ 구강외과입니다."

구강외과 레지던트는 여러 병원을 커버하는 경우가 많다. 그래서 마운트 시나이 병원 내에서도 1차 호출은 모두 일반 치과가 담당했다. 응급실 간호사는 환자에 대해 간략히 설명하더니 병원에 들어올 수 있겠냐고 물어봤다. 우리는 흥분을 가라앉히고 응급실로 발걸음을 재촉했다.

환자는 얼굴이 눈물로 범벅된 잠옷 바람의 10대 소녀였다. 그녀의 한쪽 얼굴이 다른 한쪽에 비해 두 배나 커져 있었다. 진통으로 인해 입을 일정 크기 이상 벌리지 못했다. 목에 오른 붓기가 기도를 막을 수도 있고, 염증이 빠른 속도로 번질 수 있었기에 담당 과장인 의사선생님은 수술을 결정하셨다.

그 수술 결정을 기점으로 당직 의사의 고충을 한꺼번에 제대로 경험할 수 있었다. CT를 먼저 찍어야 했는데, 그 과정만 몇 시간이 걸렸다. 그동안 우리는 신속히 서류 작업을 해야 했고, 수술을 준비해야 했으며, 수술 후에도 결제를 받기 위해 길고 긴 차트를 자세히 써야 했다. 실제 수술 시간은 2시간 남짓했지만, 준비와 뒤처리 과정이 너무나 길어 새벽이 되어서야 수술이 끝났다. 우리는 지칠 대로 지쳐 있었다. 다음 날 알게 된 사실이지만, 응급실에서 1~2시간만에 끝나는 수술은 수술실(Operating Room, OR)에서 마취과 의사와 함께하는 수술에 비하면 아무것도 아니었다.

수술을 마치고 나오니 새벽 3시, 금요일은 오전 7시 30분에 시작하는 세미나가 있었기 때문에 꼬박 20시간 정도를 깨 있으면서 환자를 본 셈이었다. 줄리는 집에 가서 씻고 싶다면서 혹시 호출이 오면 연락을 달라며 택시를 탔다. 6시간만에 응급실에서 나온 나도 너무 피곤했기 때문에 샤워를 하고 잠시 눈을 붙이러 집에 갔다.

집에 도착해 샤워장에 들어가는 순간 호출기가 울렸다. 또 응급실이었다. 나는 바로 병원으로 갔다. 줄리도 집에 도착하자마자 택시를 돌려 다시 병원으로 왔다. 그렇게 두 번째 환자가 우리를 맞았다. 첫 번째 환자와 비슷한 증상이었지만, 이번에는 더 심각했다. 과장님이 다시 왔고, 이번에는 응급실이 아닌 수술실에서 수술을 진행하기로 결정하셨다. 다만 수술실과 마취과 의사에게 연락을 해야 하고, 수술을 총 지휘할 구강외과 수술의도 필요했다. 하지만 주말이라 이 모든 것이 당장 가능하지 않았다.

다행히 환자의 상태도 안정되어 있었기 때문에 그 다음 날 아침에 수술을 할 수 있었다. 나는 '몇 시간은 잘 수 있겠구나'라고 생각하며 차트를 분주히 썼다. 응급실에서 수술실로 옮겨 구강외과 관할하에 입원해야 할 때에는 다루어야 할 서류들이 몇 배로 불어난다. 그렇기 때문에 이 모든 것을 작성하는 시간이 만만치 않았다. 앞서 말했듯 미국은 소송의 나라이기 때문에 만에 하나까지 대비해서 최대한 자세히 차트를 쓰고, 또 써야 한다.

과연 누구를, 무엇을 위해서 이렇게 해야 하는지 생각하다 보니 씁쓸해졌다. 물에 빠진 사람 구해 주었더니, 보따리 내놓으라는 소리를 듣는 꼴이 아닌가. 그래도 이게 현실이다 보니, 우리는 늘 환자를 직접 본 시간에 버금가는 시간 동안 차트를 썼다. 서류 작업이 막바지에 이르러 빛이 보이나 할 즈음, 호출기는 또 울려댔다. 줄리와 나는 눈을 마주치며 그냥 허탈하게 웃어댔다. 금요일 밤 응급실에서 처음 만났던 응급의학과 레지던트가 교대를 하고 다시 왔다. 레지던트는 아직도 응급실에서 좀비처럼 왔다갔다 하는 우리 둘을 보고 깜짝 놀라 소리쳤다.

"OMG, Are you guys still here?(뭐야, 너네들 아직도 있었어?)"

주말 동안 우리는 약 2시간 정도씩 두 번쯤 눈을 붙였던 것 같다. 월요일 새벽 5시가 되서야 우리는 응급실에서 나올 수 있었다. 하지만 3시간 뒤에 바로 출근해야 했다. 그때는 요령이 없었기 때문에 무조건 병원에 붙어 있으면서 모든 일을 처리하려고 했던지라 더더욱 힘들었다. 하지만 나중에는 CT를 기다릴 때 밖에서 식사를 하고 온다거나, 간단한 문제는 전화로 해결한다거나, 빛의 속도로 차트를 쓰는 법까지 터득했다. 그런 식으로 우리는 당직에 적응했다.

'악마'라 불렸던 호출기

호출기를 옆에 두고 잠을 청할 때면 아무래도 선잠을 잘 수밖에 없다. 특히 평일 당직을 맡게 되면 근무를 마친 저녁부터 그 다음 날 근무를 시작하는 아침까지 언제 불려갈지 모른다(아예 호출이 없는 운수 좋은 날도 있기는 하다). 그래서 일주일에 하루 정도는 잠을 제대로 자지 못하고 출근해야 했다. 혹여나 잠결에 호출기 소리를 못 들을까봐 잠자리에 들기 전에는 항상 알림음을 가장 짜증스럽고 시끄러운 것으로 설정했고, 소리 역시 최고로 높여 놓곤 했다.

다음 날 아침 9시, 그러니까 교대 시간이 되면 두 레지던트의 희비는 엇갈린다. 우리는 이 호출기를 마치 시한폭탄인양 서로에게 넘겨주곤 했었다.

"언젠가는 이걸 부셔 버리는 날이 오겠지?"

이런 실현 불가능한 말을 주고 받으면서….

장시간 당직을 하면서 느끼는 허기나 피로는 그럭저럭 참을 수 있는 부차적인 문제일 뿐이다. 사실 가장 어려웠던 것은 응급실에 오는 환자들을 모두 진심 어린 마음으로 따뜻하게 맞이하는 것이었다. 몸이 피로할 때는 친구들과 만나는 것도 힘들지 않은가. 그런데 이런 상황에서 환자들을 위로하고, 이해하고, 치료하며 용기를 북돋아 주어야 하는 것이다. 한두 번이라면 모르되, 그 횟수가 늘어날수록 더 많은 노력이 필요했다.

더군다나 치과에 오는 많은 응급환자들은, 의사의 경고를 듣지 않고 구강 내 골병을 오랫동안 썩히고 있다가 생명의 위협을 받을 때쯤 응급실을 찾았다! 또한 주말에 술에 취해 싸움을 하거나 넘어지거나 실수로 부딪혀 얼굴뼈가 부러진 사람들이 새벽에 실려 오는 경우도 많았다. 그래서 진심으로 안타까워하고 위로하는 것이 힘들 때가 많았다.

더군다나 응급 상황이 전혀 아닌데도 새벽에 응급실을 찾아와 세상이 무너지기라도 할 것처럼 불평을 하는 사람들, 의사 처방이 필요한 진통제를 얻기 위해 아픈 척하는 약 중독자들, 그저 대화할 상대가 필요해 동네 마실 가듯 정기적으로 응급실을 찾는 사람들 때문에 늦은 시간에 응급실로 호출되었을 때마다 화가 치밀었다. 물론 경험이 쌓이면서 이런 환자들을 분간하는 노하우가 생겼고, 응급실에서도 다른 과 의사들을 쓸데없이 호출하는 일을 최소화하기 위해 노력해 주었기 때문에 당직에도 점차 익숙해져 갔다.

그럼에도 불구하고, 나를 비롯한 내 동기들은 그 호출기 소리에 대한 일종의 트라우마가 생긴 것 같다. 병원 주변에는 아무래도 의사들이 많이 살았기 때문에 식당이나 다른 공공장소에서도 가끔씩 삐삐거리는 소리가 울렸다. 이 소리는 요즘 나오는 휴대폰의 벨소리와는 확연히 다른 아날로그식 기계음이라 듣는 즉시 응급실 호출기 소리임을 알 수 있다. 나는 레지던트 과정이 끝난 뒤에도 어디선가 이 소리가 들려오면 화들짝 놀라면서 머리가 쭈뼛 서곤 한다.

때로는 이 호출기가 레지던트에게 고마울 때도 있다고 한다. 바로 캘리포니아 출신의 구강외과 레지던트인 토드Todd 이야기다. 토드는 이 애물단지를 아주 유용하게 사용했다. 새로운 도시에서 새로운 사랑을 찾겠다는 꿈을 가지고 온 그는 레스토랑이나 바 등 여자들이 많이 모인 곳을 가면 항상 이 호출기를 꺼내 놓는다고 한다. 그러면 여자들의 관심을 좀 더 많이 받을 수 있다나.

아무튼 '잠순이'였던 나에게 잠을 포기하게 만들었던 악마 같은 호출기, 지금도 누군가의 허리춤에 차인 채 곧 울릴 준비를 하고 있겠지.

OS 순환근무

1년의 수련 기간 동안 치과 클리닉에서 외래환자를 보면서도 몇 주씩 본병원에서 순환근무를 하게 된다. 커리큘럼별로 1년의 일정표를 나누어 보면 치과 클리닉 6개월, 순환근무 6개월 정도다. 이 순환근무 들은 본병원의 응급실이나 입원환자를 보는 병원치의학과, 내과, 마취 과, 구강외과, 소아치과 등에서 이루어진다.

앞서 이야기했듯이 순환근무를 통해서 배우는 내용들은 앞으로 내가 치과의사로 일할 때 직접 연관될 것이 아니다. 내과에서는 당뇨병으로 인해 발에 이상이 오는 것을 진단하는 법을 배웠고, 마취과에서는 수면 마취를 할 때 필요한 튜브를 성대를 통해 올바르게 꽂는 법을 배웠다. 하지만 이런 방법들을 실질적으로 사용할 일은 없을 듯했다.

이러한 이유 때문인지 순환근무를 돌 때는 오히려 부담도 적고, 다른 분야의 업무에 흥미롭게 임할 수도 있어서 좋았다. 가끔씩은 치과 클리닉으로부터의 휴가라고 생각될 정도였다. 그래서 우리는 우스갯소리로 "Rotation, Vacation(순환근무가 휴가야)"이라고 부르기도 했다. 그런데 한 순환근무만 돌아오면 모두가 죽을상을 지었다. 그게 바로 구강외과 순환근무였다. 수술과라 육체적인 피로와 불규칙한 수술 일정 때문에 순환근무 내내 개인 생활을 전부 포기해야 했기 때문이다.

미국에서 구강외과 전문의가 되려면 4년 동안 치과대학원을 다닌 뒤, 4년이나 6년 이상의 수련 과정을 추가로 거쳐야 한다. 6년 수련 과정은 4년간의 구강외과 수련과 2년간의 의대 수업을 받는 것이다. 이 과정을 마치면 M.D.를 받는다.

구강외과 전문의 과정의 스케줄은 일반적으로 고달프다. 또한 치대 졸업 후 바로 일을 시작할 수 있는 일반치과에 비해 수련 기간이 4~6년

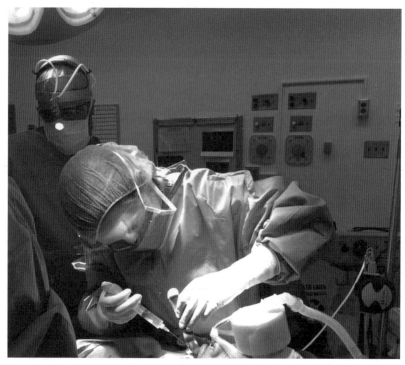

구강외과 순환근무

더 있다. 이 때문에 구강외과는 '남자의 영역'이라 불릴 정도로 지원하는 여자가 적다. 치대 성적 역시 우수해야 하며, 대부분 영주권 이상의 자격을 필수적으로 갖춰야 한다.

마운트 시나이 치과에는 일반치과, 소아치과, 구강외과가 있다. 구강외과 순환근무를 할 동안에는 일반치과 레지던트들도 구강외과 레지던트와 함께 일한다. 몸은 고달팠지만 나는 순환근무 중에 구강외과 순환근무가 가장 흥미로웠다. 여기서는 수술실에 들어갈 기회가 있기 때문이다. 쉽게 설명하면 구강외과에서는 머리와 목에 관련된 수술을 한다. 부러진 턱뼈를 맞추어 고정시키거나, 돌출된 턱을 심미적으로 맞추는 양악수술, 부정교합 수술, 구강암 제거 같은 수술을 한다. 보통 하루에 2~3시간짜리 수술을 3개 정도를 잡는데, 양악수술의 경우는 6~8시간을 예상했다.

구강외과 순환근무 동안에는 수술실에서 내가 가장 말단이었기 때문에 이러저러한 잡일을 했다. 장시간에 걸친 수술을 할 때에는 환자에게 소변줄을 삽입하거나, 환부를 소독해 주거나 집게로 벌리고 있는 업무들을 주로 했다. 직접 집도를 하든 옆에서 보조를 하든, 수술에 직접 참여하는 것을 "스크럽 인scrub in한다"고 말한다. 스크럽 인을 하면 가장 가까운 곳에서 수술을 볼 수 있을 뿐만 아니라 '수술 경력'도 남길 수 있다. 이 때문에 〈그레이 아나토미〉에서도 인턴들이 서로 큰 수술에 스크럽 인 하려고 경쟁하는 모습을 볼 수 있다.

이 스크럽Scrub이라는 말은 수술 전 손과 팔을 무균 상태가 되도록 씻어 내는 것에서 비롯되었다. 의사들이 수술 전에 손을 씻고 나서 손을 위로 향하게 하고 말리는 이유는, 물방울이 가장 청결해야 하는 손 끝으로 떨어지는 대신 팔로 흐르게 하기 위해서다. 이렇게 꼼꼼히 손과 팔을 씻고 무균 상태의 가운과 장갑을 착용한 순간부터 그 사람은 수술에 '스크럽드 인scrubbed in된' 것이다.

이 상태에서 살균되지 않은 물건을 만지거나 몸이 닿는 순간, 세균에 노출되었다고 간주하여 수술에서 빠지거나 다시 소독하고 들어와야 한다. 나는 처음에 이 '무균 상태'라는 것을 제대로 이해하지 못했다. 그래서 살균되지 않은 기계를 잠시 만지거나, 무균 상태의 가운 차림으로 의자에 잠시 앉았다 일어나거나 하는 실수를 저지르곤 했다. 그러면 입었던 수술복과 장갑을 모두 버리고 다시 손을 씻고 처음부터 살균 작업을 해야 했다.

수술 중 발생할 수 있는 감염을 막고자 과하다 싶을 정도로 철저하게 이러한 규칙을 이행했다. 이 때문에 수술이 시작되고 나서는 화장실에 간다거나 잠시 앉는다거나 하는 것조차 불가능했다. 가끔은 앉아서 수술을 하는 의사들도 종종 봤지만, 대부분의 수술의사들은 장시간 동안 서서 작업했기 때문에 보조를 하는 입장에서는 온몸이 뒤틀리기 일쑤였다.

언젠가 8시간이 넘는 대수술에 들어간 적이 있었다. 들어간 지 정확히 6시간이 지나자 내 몸이 도저히 버티지 못하는 것을 느꼈다. 화장실이 급한 것도, 배가 고픈 것도 아니었다. 단지 한 자세로 서 있는 것 때문에 한계가 온 것이다. 그 수술에는 나와 구강외과 남자 레지던트 두 명, 그리고 성형외과에서 순환근무를 나온 여자 레지던트가 한 명 있었다. 그 여의사는 체구가 작고 다부졌는데, 장시간 동안 한 자세를 유지하며 눈 하나 깜빡하지 않고 수술을 집도하는 다른 의사의 손놀림을 뚫어져라 쳐다보고 있었다. 그뿐 아니라 이것저것 물어보고, 혼자 되새기면서 이해하기 위해 노력했다.

그 모습을 보면서 나도 오기가 생겼다. 결국 졸도할 것 같았던 8시간이 넘는 수술 내내 젖 먹던 힘까지 다 써서 끝까지 버텨낸 것이다. 수

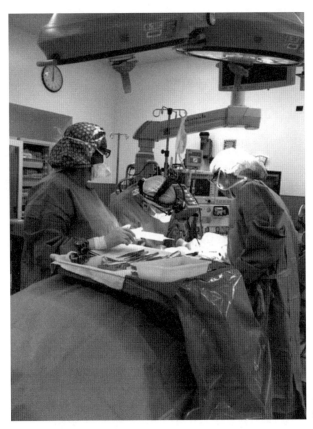

한참을 서 있어야 했던
8시간의 대수술

술의사들은 몇 년간 이렇듯 자신의 많은 것을 희생하면서 진행되는 혹
독한 훈련을 통해 탄생한다. 나는 그러한 사실을 불과 한 달간의 순환
근무를 통해 뼈저리게 깨달았다. 이는 내가 세상의 모든 수술의사들을
진심으로 존경하게 된 계기가 되었다.

평생공부

학교에서 배울 때보다 1년간 병원에서 일을 하면서 몇 배 이상의 임상 지식을 확보한 셈이었다. 그리고 보니 치과대학원 시절에 교수님들도 입버릇처럼 이렇게 말씀하시곤 했다.

"일을 시작하면서 '실질적인 배움의 기회'가 본격적으로 열릴 겁니다."

어쩌면 4년간의 연습 과정 뒤 졸업 후 면허증을 받았을 때부터 비로소 진정한 배움이 시작되는 것일지도 모른다. 단순한 문제 하나라도 해결할 수 있는 방법은 수없이 많고, 순서도 역시 다양하다. 치과의사에게는 손재주뿐만 아니라 교과서에서는 배울 수 없는 창의력이 필요한 경우도 많다. 그래서 일을 하면서부터 자신만의 진료 방식을 만들어 가기도 한다. 그렇기 때문에 도태되지 않으려면 꾸준히 배워야 한다. 재료, 기구, 연구 결과 등 최신 트렌드에도 항상 민감해야 한다. 신기술과 신제품이 봇물같이 쏟아져 나오는 이 시대에서, 몇십 년 전의 기술과 제품으로 환자를 치료한다면 어떤 결과가 나오겠는가. 특히 개인 병원에서 단독으로 진료를 하는 의사는 자기만의 세계에 갇힐 위험이 있다.

치과대학원 시절 한 60대 교수님은 40년 된 치과대학원 동기들을 만날 때마다 항상 같은 질문을 받는다고 한다.

"요즘 치과대학원에선 주로 어떤 걸 가르치는가?"

"최근 치과계에서 떠오르는 새로운 기술이 뭔가?"

이런 점 때문에라도 졸업 후에 일을 하면서 학교에 몸을 담는 것은

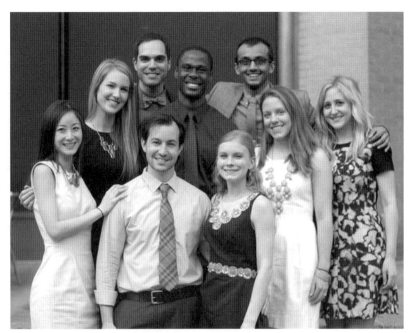

레지던트 수료식 - 뉴욕 라이센스 발급!
[나(맨 왼쪽), (반시계 방향) 부부가 된 더스틴과 줄리, 룸메이트 콜린, 크리스틴, 옴, 아이요, 나비드, 알리싸]

아주 좋은 방법인 것 같다. 지식과 경험을 후배들에게 전해 주면서, 자신도 끊임없이 변화하는 새로운 학문에 스스로를 노출시켜 평생 배울 수 있을 테니 말이다.

감사의 글

대학교 졸업반 시절에 살았던 아파트 입구에는 화단이 있었다.

하루에도 몇번이나 그곳을 지나다녔지만, 화단이 있다는 것은 한참 뒤에나 알았다.

"어머! 여기 꽃이 너무 예쁘다!"

나를 보러 미국에 오신 엄마는 아파트를 나서다 가던 길을 멈추고 화단 앞에서 감탄하며 말했다. 나는 시큰둥하게 대답했다.

"거기 꽃이 있었어요?"

엄마는 이런 내 반응에 놀란 눈치였다. 매일 지나다니는 길목에 이렇게 예쁜 꽃들이 만개해 있는데, 그 꽃들이 거기 있는지조차 몰랐다니! 그렇게 엄마가 놀란 것도 어찌보면 당연했다.

10여 년간 유학 생활을 하면서, 나는 삶의 많은 부분에서 여유를 잃은 게 아닌가 싶다.

'유학'은 말 그대로 타지에서 공부를 한다는 것이기에, 어쩌면 나는 무의식중에 내가 미국에 있는 이유를 오로지 학업에서 찾았던 것일지도 모른다. 고등학교를 졸업할 때에는 대학교를 잘 가야 했고, 대학교를 졸업할 때에는 대학원을 잘 가야 했다. 하지만 나는 타고난 추진력이 있다거나, 노력으로 무엇이든 척척 이루어 내는 타입이 아니었다. 그러다 보니 '이렇게 해야지', '이런 길로 가야지' 하는 생각만 끊임없이 하면서 마냥 조조해 할 따름이었다.

그러다 보니 주위를 둘러볼 정신적인 여유가 사라졌고, 감성적으로 점점 메말랐던 것 같다. 새로운 무언가를 시작할 때에도 그에 대한 설렘과 열정보다는 '또 그 다음 단계를 위한 준비를 해야 한다'는 부담이 늘 앞섰다. 그러다 보니 경주마처럼 계속 앞만 보고 달려온 것 같다.

친한 대학 친구 한 명은 졸업 후 장기간 쉬면서 전공과 상관없는 아르바이트를 하고, 여행도 다니며 행복하게 살고 있다. 나는 그 친구를 항상 부러워하면서도 막상 그렇게 살 용기를 내지 못했다.

그러면서도 항상 "딱 6개월만 아무 생각 없이 놀아 보고 싶다"라고 입버릇처럼 이야기하곤 했다. 그런데 2014년, 뉴욕에서 일반 치과 레지던트 과정을 마칠 즈음 거짓말처럼 그 기회가 찾아왔다. 전문의 과정을 시작하기 전까지 거의 1년이라는 시간이 비게 된 것이다. 그 기간에는 단기간 동안 일을 하기 위한 비자조차 받을 수도 없었다. 막상 기회가 이렇듯 떡하니 나를 찾아오자 이상하게도 멈칫했다. 1년 동안 아무

것도 하지 않으면서 시간만 허비한다면 낙오자가 될 것 같았기 때문이다. 그렇지만 또 한편으로는 한국에서 다시 살아보고 싶다는 마음도 강하게 떠올랐다. 이렇듯 많은 고민을 하면서 밤낮을 뒤척이다 결국 유학 생활 14년만에 한국행을 택했다. 주님께서 더 좋은 길로 인도하시리라는 희미한 믿음을 가지고….

결과적으로 8개월간 한국에서 지내면서 '아무것도 하지 않으면서' 시간을 허비하지 않았다. 어릴 적에 하던 발레를 다시 배웠고, 평생 관심도 두지 않던 메이크업과 헤어스타일링 강좌도 들었다. 옛 친구들 회사에 찾아가 구내식당 점심식사도 얻어 먹었고, 엄마표 집밥도 실컷 먹었다. 원없이 늦잠도 자봤다. 경주의 벚꽃을 10여 년만에 구경하며 학창 시절의 추억에 잠겨 보고, 아주 오랜만에 가족들 그리고 친척들과 함께 제주도로 여행도 갔다. 방학 때 잠깐씩 한국에 들어왔을 때는 해볼 수 없었던, 정말 많은 일들을 했다.

미국에서 나는 카페에 앉아 책을 보면서 느긋하게 시간을 보내는 사람들을 보면 부러워하기만 했었다. 쫓기는 듯한 삶에 익숙했던 나는 카페까지 오가는 시간조차 계산하면서 책을 읽던, 그런 딱딱한 사람이었다. 그러던 내가 한국에서 예쁜 카페들을 다니면서 하루 3~4시간씩 여유롭게 이 책의 원고를 썼다. 지난 유학 시절 동안의 순간순간들을 떠올리면서 행복해하고, 또 그 순간들이 다시는 돌아오지 않을, 지나가버린 순간들이라는 사실이 떠올라 훌쩍이기도 했다.

이 책을 쓰기 시작했을 당시에는 미국 유학에 관한 지루한 정보서를

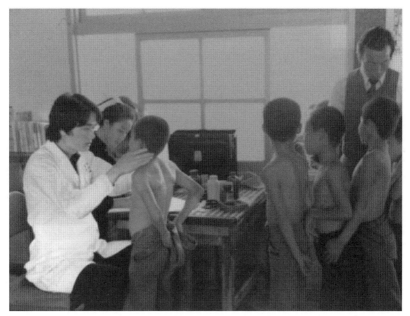

내 책상 앞에 붙어 있는 아빠(왼쪽 앞)와 엄마(왼쪽 뒤)의 연애 시절 모습

쓰는 것이 아닌가 우려하기도 했다. 하지만 결과적으로 나의 지난 경험들을 정리해 보고, 또 여유도 찾게 해 주었던 아주 의미있는 작업이 되었다.

한창 집필을 고민할 때 이를 실천에 옮기도록 용기를 준《의대를 꿈꾸는 대한민국의 천재들》을 쓴 사촌오빠 이종훈 선생님과 이 소중한 시간들을 더 의미있게 만들어 주신 한언 출판사 식구들의 수고와 도움에 큰 감사를 드린다. 바쁜 시간을 쪼개서 내 긴 질문에 친절히 답해 줌으로써 이 책의 완성을 도와준 친구들에게도 감사의 말을 전하고 싶다.

나에게 있어 지난 1년은 그동안 무심하게 지나쳤던 아파트 화단 앞에 쭈그려 앉아 예쁜 민들레를 감상할 수 있었던 시간이었다. 이렇듯 귀한 시간을 보내면서 얻은 것 중 최고로 값진 소득이라면 바로 내 부모님을 올바르게 알게 된 것이다. 장거리 여행을 함께하며 시시콜콜한 이야기들을 나누면서 여자로서 엄마는 어떤 사람인지, 나란히 앉아서 야구를 보면서 남자로서 아빠는 어떤 사람인지, 또 어떤 것을 좋아하고 어떤 감성을 지닌 사람들인지를 더 잘 알게 되었고, 그만큼 더 가까워졌다.

어색하게 들릴지 모르겠지만 나는 부모님을 예전보다 더 깊이 좋아하게 됐다. 자식들을 향한 무한한 신뢰와, 눈물의 기도와, 희생을 감내하는 지원으로 네 자매를 키워 주신 어머니인 이용숙 권사님과 아버지인 이종열 장로님께 무한한 존경과 감사와 사랑을 바친다.

2016년 3월,
웨스트 73가 스튜디오에서
이지원

266

한국에 잘 알려지지 않은 분야의 미국 의사

검안의사(Optometrist-Doctor of Optometry, O.D.)

의대를 졸업하고 안과 전문의를 거치는 안과의사(Ophthalmologist)
와는 다른 개념의 의사다. 'Optometrist'라고 하는 검안의사는 우리나
라에서도 많이 만날 수 있는 '눈에 관한 일차적인 의사'라고 할 수 있
다. 미국에서 렌즈나 안경을 맞추기 전에 반드시 의사 처방이 필요한
데, 바로 이 검안의사의 진료를 통해 처방받는 것이다.

검안의사는 눈 질환을 앓는 환자에게 항생제나 스테로이드 같은 약
이나, 녹내장 등을 치료하는 안약을 처방할 수도 있다. 각종 안구질환
을 진단하며, 검안의사들이 라식수술을 할 수 있는 주도 있다.

검안대학원에 입학하려면 역시 학부에서 의예과 과정(pre-med)에

관한 전공을 한 뒤, O.A.T. (Optometry Admission Tests)라는 입학시험
을 통과해야 한다. 현재 미국 내에는 21개의 검안의과대학원이 있다.

＼O.A.T. - Optometry Admission Test

O.A.T.는 컴퓨터로 보는 객관식 시험으로, 수학(Quantitative Reason-
ing) 40문제, 물리(Physics) 40문제, 독해(Reading Comprehension)
50문제, 유기화학(Organic Chemistry) 30문제, 일반화학(General
Chemistry) 30문제, 생물학(Biology) 40문제로 이루어져 있다.

응시 날짜는 1년 중에서 본인이 편한 날짜를 예약할 수 있고, 응시
횟수에 제한은 없으나 최소 90일 이상은 기다려야 재시험을 볼 수 있
다. 시험에 세 번 이상 응시했다면 시험청으로부터 따로 허락을 받아
야 더 응시할 수 있다. 가장 최근에 본 네 개 시험들의 점수가 지원하는
학교로 전부 보내지기 때문에 무조건 많이 보는 것이 결코 좋은 방법은
아니다.

＼검안대학원 커리큘럼

검안대학원은 4년제이며, 1학년 교과 과정은 여느 의학대학원과 마
찬가지로 해부학, 병리학, 약학, 미생물학, 생화학 등 기본 의과 수업으
로 이루어져 있다. 학년이 올라가면서 눈에 대한 더 자세한 학과 수업
과 임상실습을 하게 된다.

4년의 대학원 과정이 끝나고 국가고시를 통과하고 나면 검안의사

(Doctor of Optometry) 학위를 수여받은 뒤, 정식 검안의사로 일을 시작할 수 있다. 대학원 수료 이후 1~2년 과정인 세분화된 검안 관련 전문의 수련 과정도 더 거칠 수도 있다.

❯취업 및 향후 전망

대부분의 졸업생들은 졸업 직후 체인점 형태의 안경원(Optical shop)이나 개인 클리닉에 취직한다. 안과의사와 협력하여 운영되는 그룹 클리닉에 고용되기도 한다. 경험을 쌓고 훗날 개인 클리닉을 경영할 수도 있다. 또한 소수는 기업에 취직하기도 한다. 예를 들면 존슨앤존슨 비전케어-아큐브Johnson & Johnson Vision Care-ACUVUE, 쿠퍼비전Cooper Vision, 시바비전Ciba Vision, 바슈롬Baush & Lomb, 알콘비전Alcon Vision 같은 콘택트렌즈 및 안약 관련 회사에 들어가 교육자·연구원으로서 일할 수도 있다. 졸업 후 진로가 보장되어 있기 때문에 미국에서는 인기 직종으로 꼽히며, 고령화 시대에 맞추어 앞으로의 전망이 더 밝은 전문 직종이라고 볼 수 있다.

검안의사에 대한 더 자세한 정보를 구하고자 한다면 Association of Schools and Colleges of Optometry의 웹사이트(http://www.opted.org)를 참조하기 바란다.

족부전문의사

(Podiatrist-Doctor of Podiatric Medicine, D.P.M.)

미국 내에서도 잘 알려지지 않은 족부전문의사(Podiatrist)는 발, 발목, 무릎 밑 다리의 질병을 진단하고 치료하는 아주 세분화된 전문직이다. 주목할 점은 족부진문의사가 진료할 수 있는 부위가 발과 발목에만 한정되어 있다는 점이다. 또한 어느 정도까지 치료를 할 수 있느냐는 활동하는 지역이나 졸업 후 수련 경력에 따라 다양하다.

진료 영역으로는 절단 수술을 하기도 하고, 기본적인 건강검진, 약 처방, 스포츠에 관련된 부상 치료, 발 교정기구, 의족, 재활, 재생 수술, 발 피부병 치료 등이 있다. 당뇨병이나 혈관 질병으로 인해 발에 생기는 질병을 치료하는 경우가 가장 많다.

족부(Podiatry)대학원에 입학하려면 역시 학부에서 의예과 과정(pre-med)인 과를 전공하고, 입학시험으로는 MCAT를 봐야 한다. 학교에 따라서는 DAT 점수를 받기도 한다.

◥족부대학원 커리큘럼

다른 의료대학원과 마찬가지로 4년제다. 대학원의 1학년 내내 다른 의료대학원들에서처럼 인체에 대한 수업을 듣고, 그 이후부터 발병학에 관한 수업을 중점적으로 듣는다.

대학원 졸업 후 3~4년간 병원 수련 과정을 의무적으로 밟아야 한다. 이 과정 동안 M.D.나 D.O.대학원을 수료한 의사들과 마찬가지로 응급학, 내과, 일반 수술, 정형외과 수술, 피부과, 그리고 발병 수술 등에 대한 수련을 받는다.

▔취업 및 향후 전망

대부분의 족부전문의사들은 개인병원을 개업하지만, 근래에 들어 정형외과의사를 비롯한 여러 전문의들과 함께 그룹 형태의 클리닉을 오픈하는 경우도 늘고 있다.

족부전문의사는 잘 알려지지 않아 그 수가 아주 적기 때문에(미국 내에서 현재 족부대학원은 9개뿐이다), 미국 내에서의 전망도 좋은 편이다. 그리고 입학에 필요한 대학 성적과 MCAT는 다른 의료대학원에 비해 아직까지는 상대적으로 낮은 편이다. 그렇지만 입학한다고 해서 졸업이 보장되는 것은 아니다.

족부전문의사에 대한 더 자세한 정보를 구하고자 한다면 American Podiatric Medical Association의 웹사이트(https://www.apma.org)를 참조하기 바란다.

Our Mission – 우리는 새로운 지식을 창출, 전파하여 전 인류가 이를 공유케 함으로써 인류 문화의 발전과 행복에 이바지한다.

– 우리는 끊임없이 학습하는 조직으로서 자신과 조직의 발전을 위해 쉼 없이 노력하며, 궁극적으로는 세계적 콘텐츠 그룹을 지향한다.

– 우리는 정신적, 물질적으로 최고 수준의 복지를 실현하기 위해 노력 하며, 명실공히 초일류 사원들의 집합체로서 부끄럼 없이 행동한다.

Our Vision 한언은 콘텐츠 기업의 선도적 성공 모델이 된다.

저희 한언인들은 위와 같은 사명을 항상 가슴속에 간직하고
좋은 책을 만들기 위해 최선을 다하고 있습니다.
독자 여러분의 아낌없는 충고와 격려를 부탁 드립니다.

· 한언 가족 ·

HanEon's Mission statement

Our Mission – We create and broadcast new knowledge for the advancement and happiness of the whole human race.

– We do our best to improve ourselves and the organization, with the ultimate goal of striving to be the best content group in the world.

– We try to realize the highest quality of welfare system in both mental and physical ways and we behave in a manner that reflects our mission as proud members of HanEon Community.

Our Vision HanEon will be the leading Success Model of the content group.